LINDA WITTMARK
WOLFGANG LINK

GESUNDE
NIEREN

Wie Sie Ihre **Nieren schützen** und **stärken,** bei **Niereninsuffizienz** und anderen **Erkrankungen**

LINDA WITTMARK
WOLFGANG LINK

GESUNDE **NIEREN**

Wie Sie Ihre **Nieren schützen** und **stärken,** bei **Niereninsuffizienz** und anderen **Erkrankungen**

Orbisana
GESUNDHEITSWELT

Inhalt

Rezepte

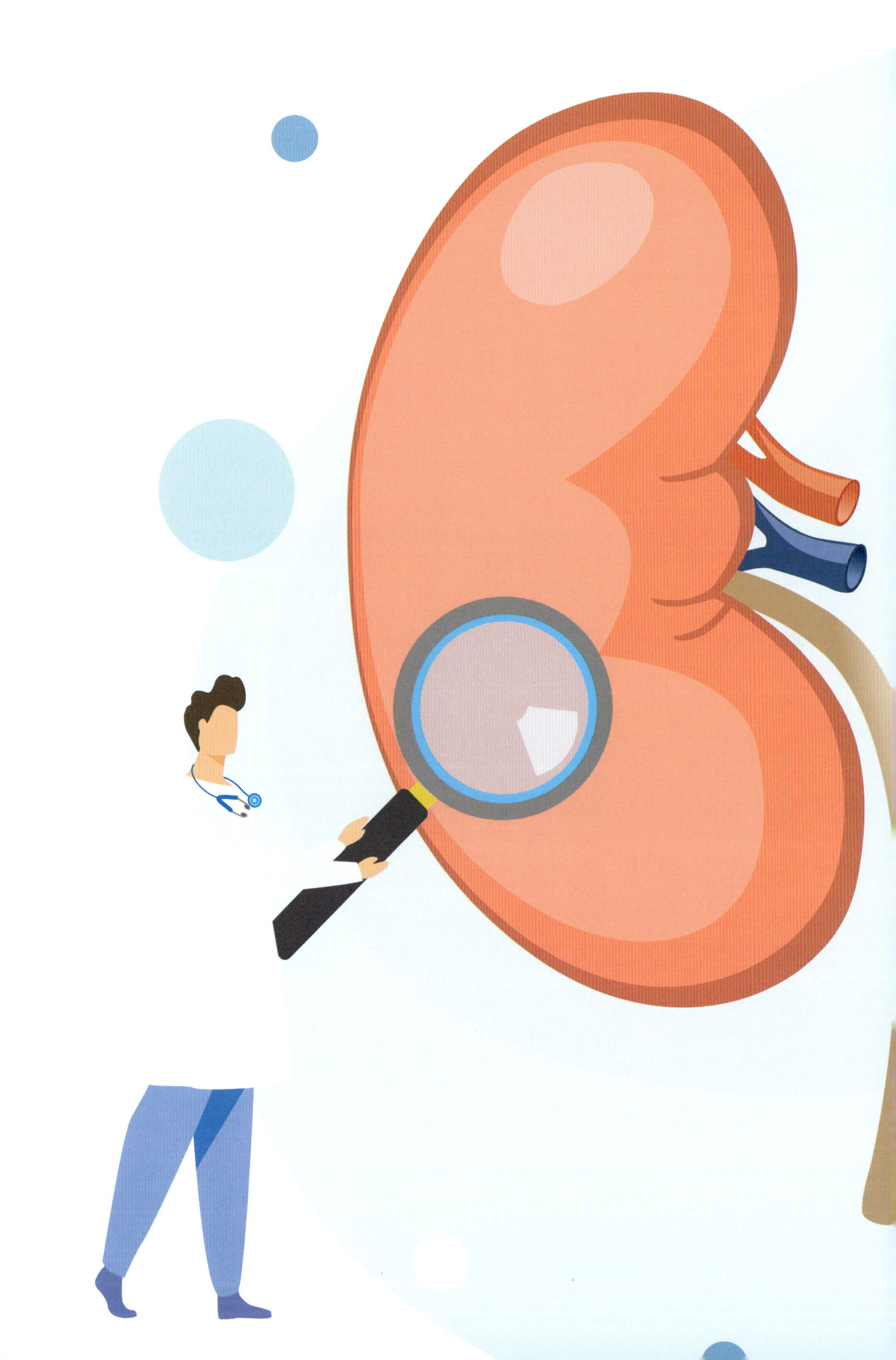

Einleitung

Wenn wir einer Sache auf den Grund gehen wollen, prüfen wir sie auf Herz und Nieren. Belastet uns etwas, geht es uns an die Nieren. Der Volksmund weiß also durchaus um die wichtige Bedeutung, die die Nieren für das Funktionieren unseres Organismus haben. Doch können Sie spontan sagen, was genau eigentlich Aufgabe der Nieren ist? »Irgendwas mit Entgiftung« fällt uns da vielleicht ein.

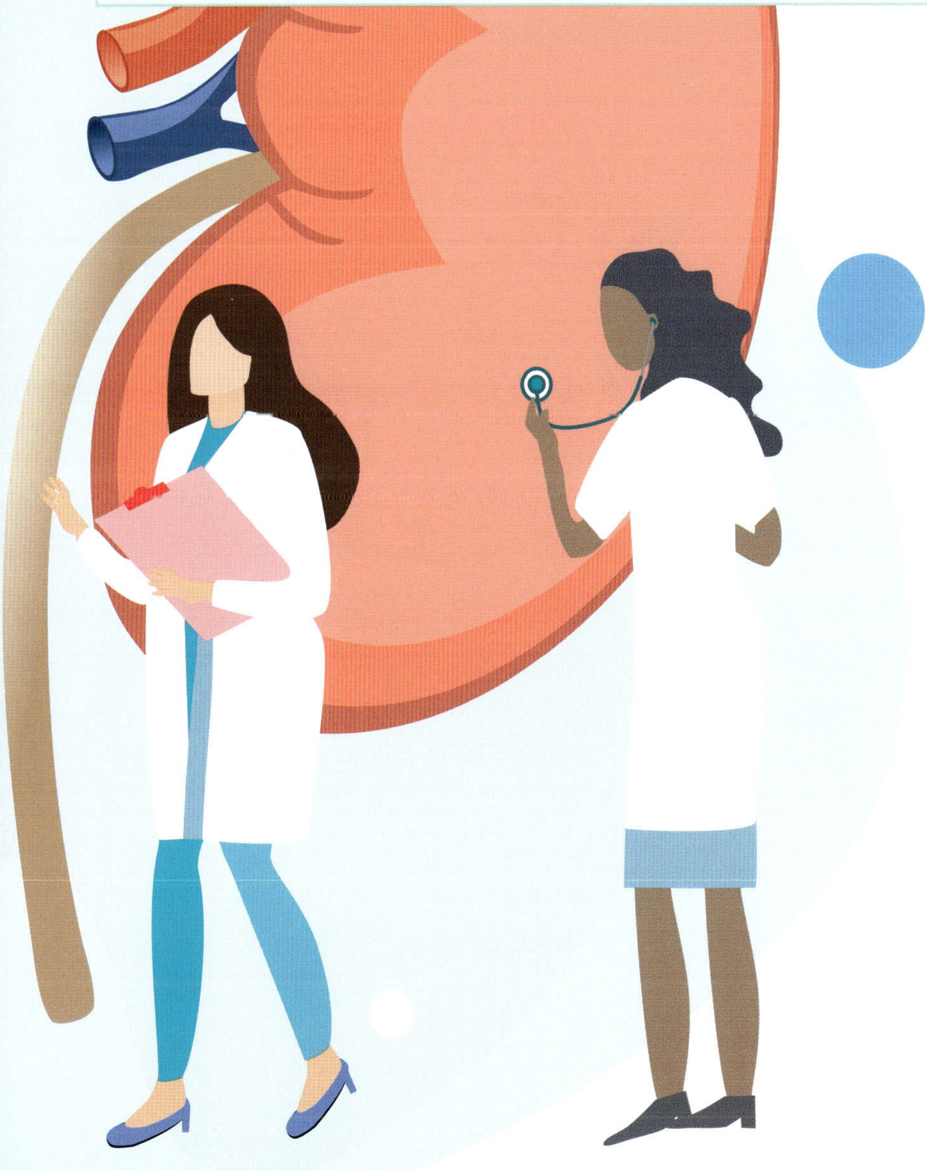

Tatsächlich gehören die Nieren zu den Entgiftungsorganen. Sie können – und müssen – aber noch so viel mehr: Sie regulieren den Elektrolyt- und Wasserhaushalt sowie den Blutdruck, aktivieren Vitamin D und sorgen so für die Gesundheit unserer Knochen, unterstützen den Säure-Basen-Haushalt und sind sogar an der Blutbildung beteiligt.

Noch weniger als über die Organe selbst ist über Erkrankungen bekannt, die die Nieren betreffen können. Nur das Angstthema Dialyse fällt uns dabei ein. Dabei ist die Dialyse einer der letzten Schritte bei der Behandlung von Niereninsuffizienz, also Nierenschwäche. Mit einem nierengesunden Lebensstil können Betroffene entschieden dazu beitragen, die Funktion ihrer Nieren so lang wie möglich zu erhalten und so die Dialyse zumindest hinauszuzögern. Hier ist aktive Mitarbeit von den Patientinnen und Patienten gefragt.

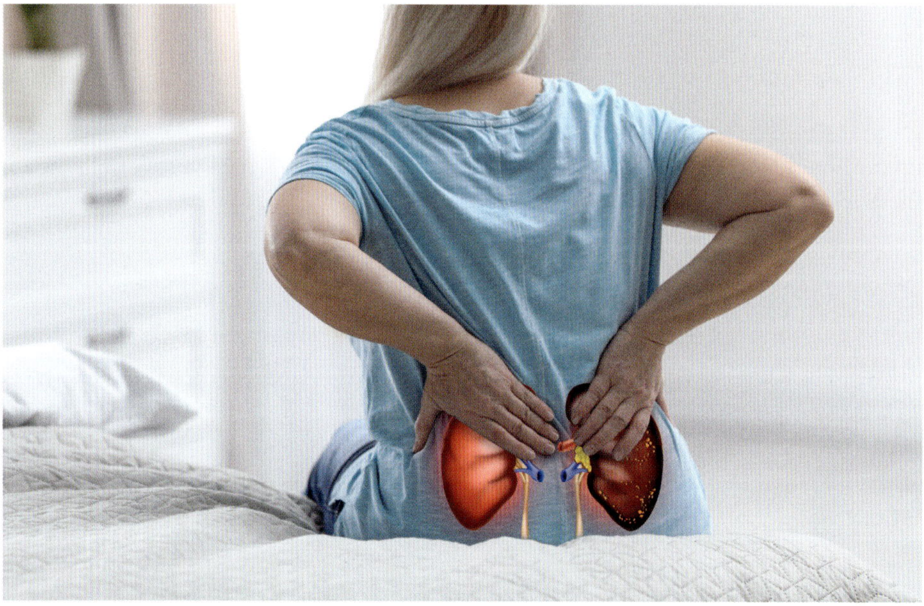

Auf diesem Weg möchte Sie unser Ratgeber unterstützen. Nierenerkrankungen sind allerdings sehr komplex und ihre Behandlung von zahlreichen verschiedenen Faktoren abhängig. Sie finden hier viele hilfreiche Tipps und allgemeingültige Ratschläge. Sollten Sie unter einer Nierenerkrankung und/oder -schwäche leiden, sprechen Sie aber bitte unbedingt mit Ihrer Ärztin oder Ihrem Diätassistenten, ehe Sie etwas davon in die Praxis umsetzen. Was für die meisten Betroffenen gut und hilfreich ist, ist es nicht automatisch auch für Sie.

Wir werden in diesem Ratgeber zunächst die Nieren besser kennen lernen, ihren Aufbau und ihre Funktion betrachten. Anschließend erhalten Sie einen Überblick und Informationen über die häufigsten Nierenerkrankungen sowie die möglichen Folgen: nephrotisches Syndrom, Niereninsuffizienz und Nierenversagen. Sie erfahren, mit welchen Methoden Fachleute die Nieren untersuchen und wie die Ergebnisse zu interpretieren sind. Den wichtigen Themen – Prävention von und Ernährung bei Nierenerkrankungen – widmen wir uns in den darauffolgenden Kapiteln. Auch die Dialyse bekommt ein eigenes Kapitel, in dem wir erkunden, was genau es damit auf sich hat und was es für Betroffene zu beachten gilt.

Insbesondere die Ernährung spielt für Nierenkranke eine wichtige Rolle. Mit einer geeigneten Ernährungsweise, die unter anderem nicht zu eiweißreich sein sollte, können Sie das Fortschreiten Ihrer Erkrankung hinauszögern. Im zweiten Teil finden Sie daher von meinem Co-Autor, dem aus Funk und Fernsehen bekannten Koch Wolfgang Link, speziell für Nierenkranke zusammengestellte Rezepte. Sie werden sehen: Auch wenn es ein paar Einschränkungen gibt, bedeutet eine Nierenerkrankung nicht weniger Genuss.

Mit diesem Ratgeber möchten wir dazu beitragen, dass Sie trotz Ihrer gesundheitlichen Einschränkung aktiv am Leben teilnehmen und Spaß dabei haben können. Das wünschen wir uns von ganzem Herzen.

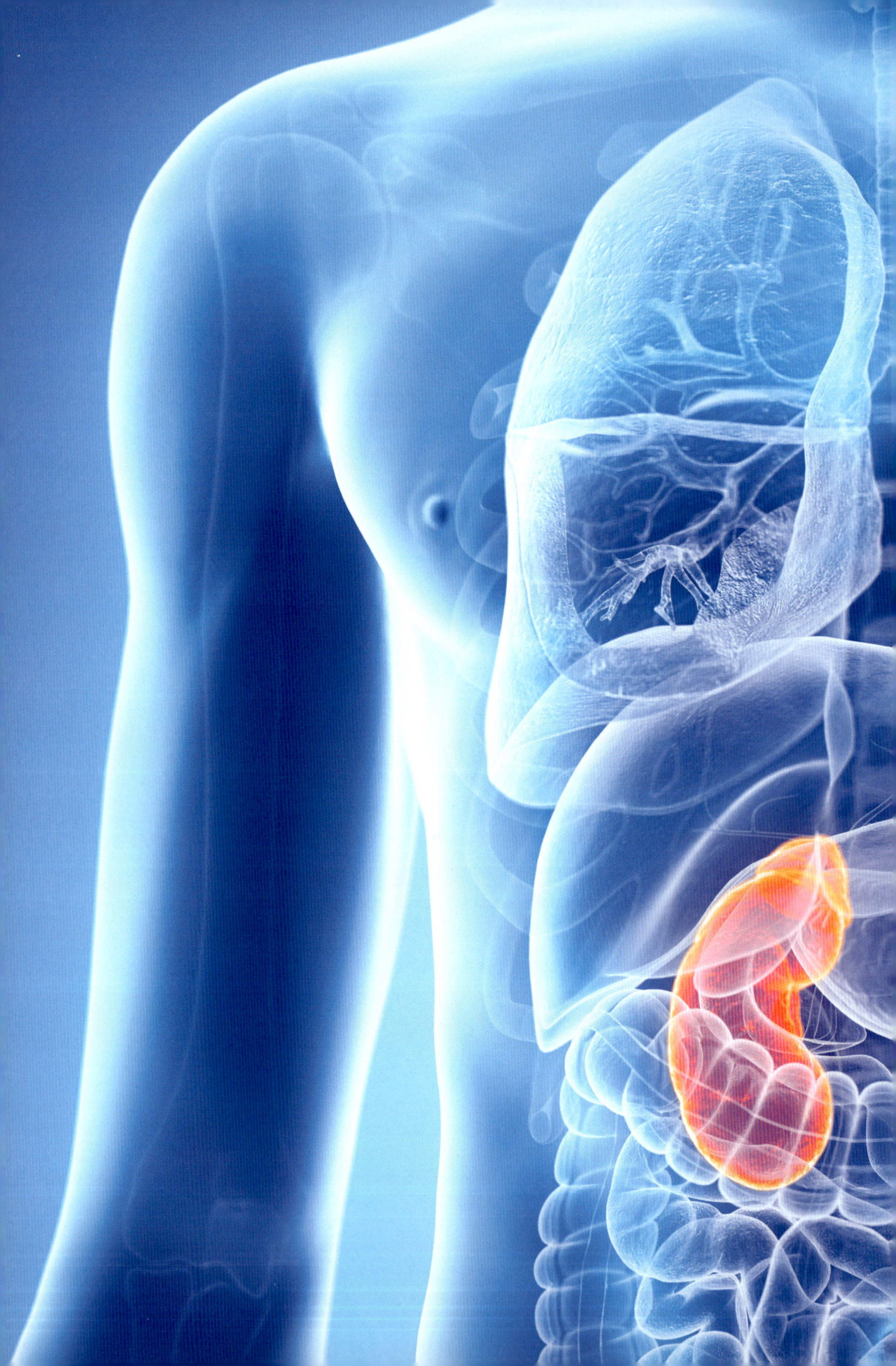

Die Nieren: ein Organ, das (fast) alles kann

Kein Wunder, dass unsere Nieren gleich paarweise vorliegen: Bei so zahlreichen wichtigen Aufgaben überrascht das nicht weiter. In diesem Kapitel dreht sich alles um den Aufbau und die Funktion unserer Nieren.

Die Nieren befinden sich in unserem Körper links und rechts der Lendenwirbelsäule unter dem Zwerchfell. Eine Niere ist etwa zwölf Zentimeter lang, sechs Zentimeter breit und bohnenförmig. Es gibt sogar eine Bohnensorte, die auf das Organ anspielt: Die »Kidneybohne« trägt die englische Bezeichnung für die Nieren im Namen.

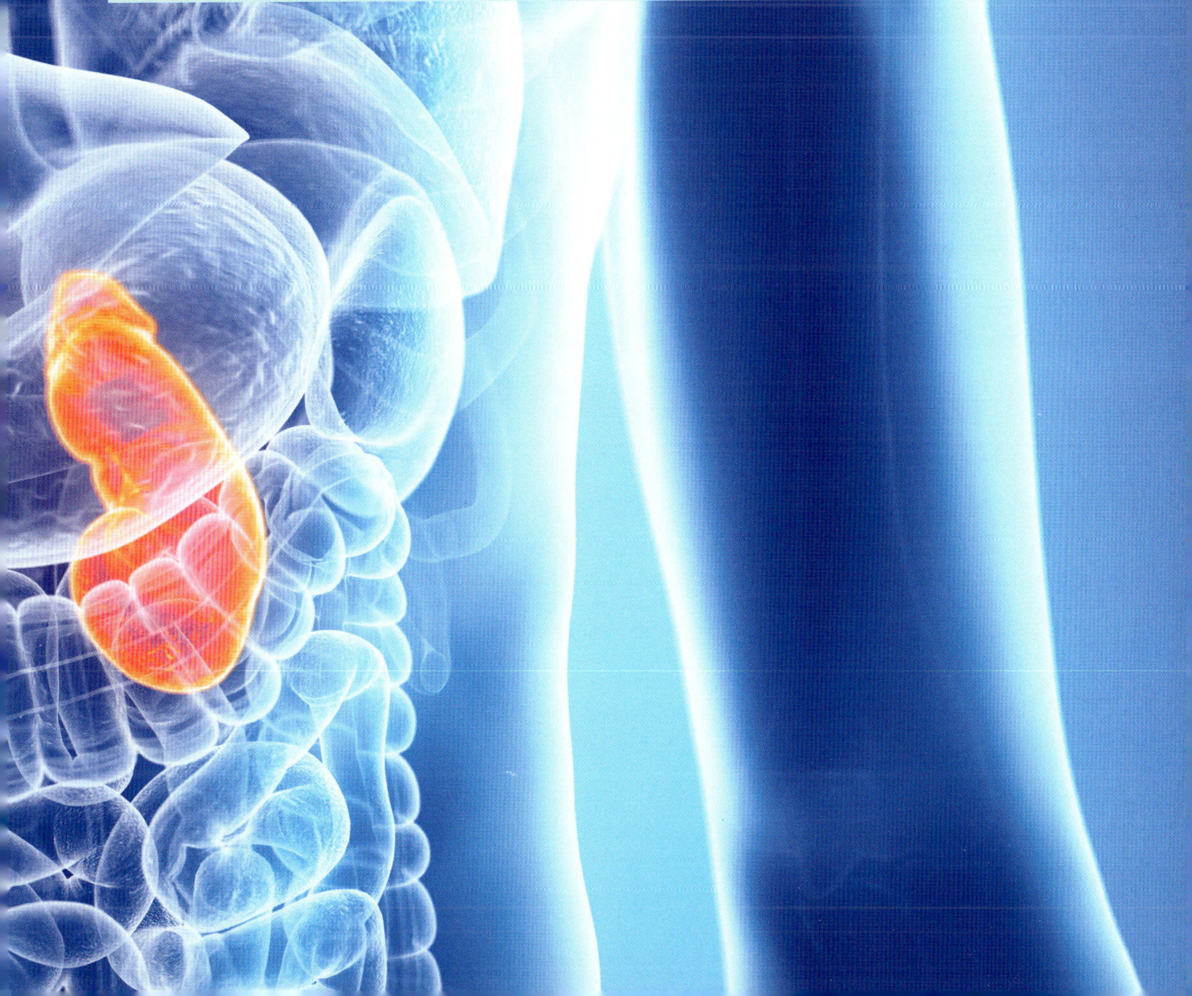

Jede Niere ist aufgeteilt in Nierenmark, -rinde und -becken und besitzt sechs bis neun Nierenlappen. Um sie herum liegt eine dünne Fettschicht, umgeben von Kapselgewebe. In jeder Niere befinden sich etwa eine Million sogenannter Nephrone.

Ein Nephron ist die kleinste Funktionseinheit der Niere und besteht wiederum aus einem Nierenkörperchen und einem -röhrchen:

Anatomie eines Nephrons

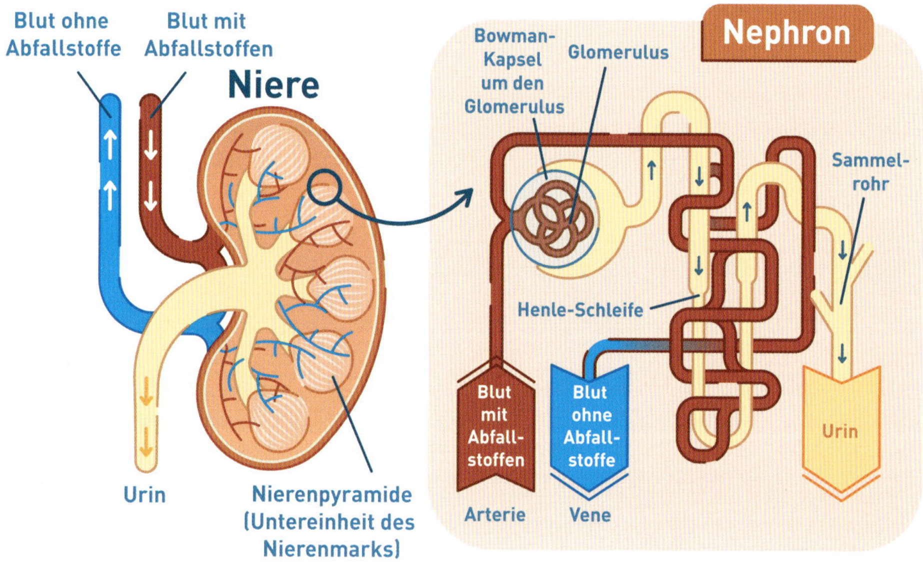

- Beim Nierenkörperchen handelt es sich um ein »Glomerulus« genanntes Knäuel von Kapillaren, also winzigen Blutgefäßen, umgeben von einer Kapsel. Die Glomeruli besitzen winzige Poren, durch die sie Harn aus dem Blut filtern. Jeder Glomerulus verfügt über sechzig bis neunzig Kapillarschlingen.
  Bei der sogenannten glomerulären Filtration wird der wässrige Teil des Bluts gefiltert. Unser Blut besteht nämlich sowohl aus wässrigen als auch zellulären Bestandteilen. Letztere sind so groß, dass sie nicht durch die Filterporen passen. So produzieren die Glomeruli den Primärharn.

- An den Glomerulus angeschlossen ist ein Harnkanälchen, in der Fachsprache als »Tubulus« bezeichnet. Jeder Tubulus ist mehrere Zentimeter lang. Während die Nierenkörperchen eine Filterfunktion erfüllen, transportieren und verarbeiten die Tubuli den gefilterten Harn. Im Rahmen der tubulären Sekretion werden die aus dem Blut gefilterten Substanzen in die Harnkanäle ausgeschieden. Von dort gelangen sie im Sekundärharn ins Nierenbecken.

In zwanzig Minuten fließt unser gesamtes Blut einmal durch die Nieren. Die Funktionsfähigkeit der Nieren wird anhand der glomerulären Filtrationsrate (GFR) bestimmt. Sie gibt an, wie viel Blut die Nieren in einer Minute reinigen. Mehr uber die GFR und andere Blutwerte, die die Nieren betreffen, erfahren Sie ab Seite 35.

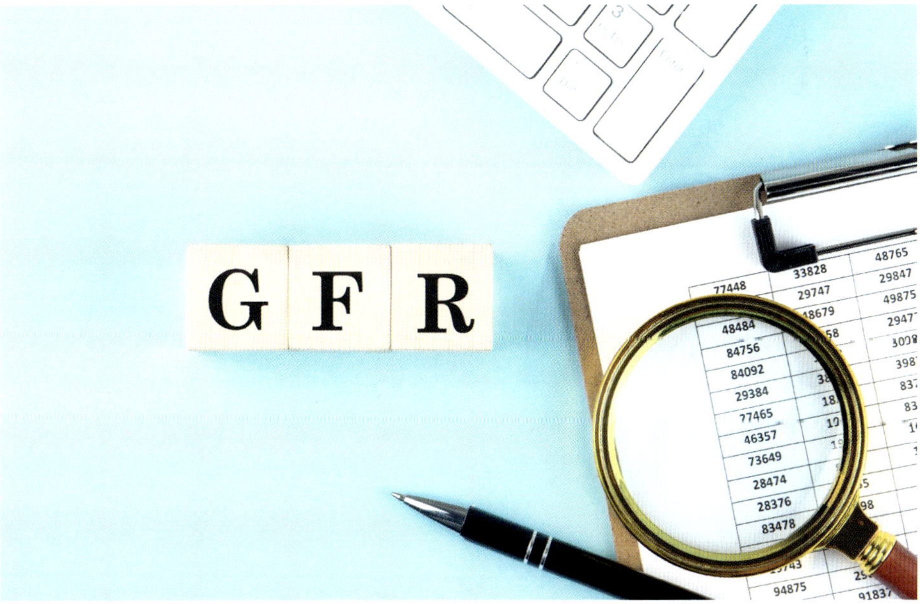

Die Aufgaben der Nieren leiten sich zum Teil aus ihrer Filterfunktion ab. Körpereigene Stoffe hingegen filtern sie zurück ins Blut. Indem sie bestimmte andere Stoffe vermehrt ausscheiden oder auch zurückhalten, können sie zahlreiche Prozesse in unserem Organismus beeinflussen.

Die Nieren reinigen das Blut von den Abbauprodukten des Eiweißstoffwechsels, beispielsweise Kreatinin. Eiweiß selbst landet bei nierengesunden Menschen jedoch nur in geringen Mengen im Urin. Eine erhöhte Menge Eiweiß im Urin kann daher ein Anzeichen für eine Nierenerkrankung sein. Darüber erfahren Sie mehr auf Seite 17. Die Nieren entgiften den Körper, bauen Medikamente ab und sorgen für deren Ausscheidung.

Indem sie bestimmte Säuren ausscheiden, halten die Nieren auch das empfindliche Säure-Basen-Gleichgewicht in unserem Körper konstant. Bei der Verarbeitung unserer Ernährung entstehen Säuren und Basen im Körper. Zu deren Gleichgewicht tragen die Nieren bei. Schreitet eine Niereninsuffizienz fort, ist die Ausscheidung von sauer wirkenden Teilchen jedoch nicht mehr in ausreichendem Maß möglich. Der Säuregehalt im Blut steigt an. Mit der Zeit kommen Betroffene daher in den gefährlichen Zustand der Azidose, also der Übersäuerung des Blutes.

Eine basenbetonte Ernährung – viel Obst und Gemüse, Eiweißaufnahme hingegen moderat – kann hier unterstützend wirken. Diesem Thema widmen wir uns ausführlicher im Kapitel über eine nierengesunde Ernährung (Seite 61).

Die Nieren halten auch den Elektrolythaushalt konstant und regeln den Flüssigkeitshaushalt. Selbst bei einer starken Beeinträchtigung gelingt den Nieren das noch relativ gut. Es gibt jedoch zwei Ausnahmen: Phosphat und Bikarbonat. Bikarbonat wird in den Nieren selbst gebildet. Es fängt Säuren im Blut ab. Ein Mangel muss daher medikamentös behoben werden.

Über die Mineralstoffe Phosphat und Kalzium beeinflussen die Nieren zudem den Knochenstoffwechsel. Schon bei geringen Funktionseinschränkungen der Nieren steigt der Phosphatspiegel im Blut an. Eine nierengesunde Ernährungsweise mit wenig Phosphor (mehr dazu ab Seite 65) trägt daher auch zur Knochengesundheit bei und schützt sogar die Blutgefäße. Zu viel Phosphat schwächt nämlich die Knochen und sorgt dafür, dass sich Kalzium in den Gefäßen ablagert.

Bevor im Körper gebildetes, mit der Nahrung oder als Nahrungsergänzungsmittel aufgenommenes Vitamin D wirken kann, müssen die Nieren es aktivieren. Vitamin D fördert den Einbau von Kalzium in die Knochen, erfüllt aber noch zahlreiche andere wichtige Funktionen im menschlichen Organismus. Darauf detailliert einzugehen, würde an dieser Stelle zu weit gehen.

Indem die Nieren das hormonähnliche Enzym Renin produzieren, regulieren sie den Blutdruck. Renin ist Teil des sogenannten Renin-Angiotensin-Aldosteron-Systems und sorgt dafür, dass die Nieren vermehrt Natrium und Wasser zurückhalten. Dadurch steigt der Blutdruck.

Die Nieren sind sogar dazu in der Lage, zu messen, wie gut unser Organismus mit Sauerstoff versorgt ist. Bei zu wenig Sauerstoff, produzieren darauf spezialisierte Zellen das Hormon Erythropoetin. Es regt das Knochenmark zur Bildung von roten Blutkörperchen an, deren Hauptaufgabe der Sauerstofftransport ist. Je schlechter die Nierenfunktion, desto weniger Erythropoetin wird produziert. Somit gehen Nierenerkrankungen oft auch mit einer Blutarmut – in der Fachsprache Anämie – einher, die zu einer abnehmenden Leistungsfähigkeit führt.

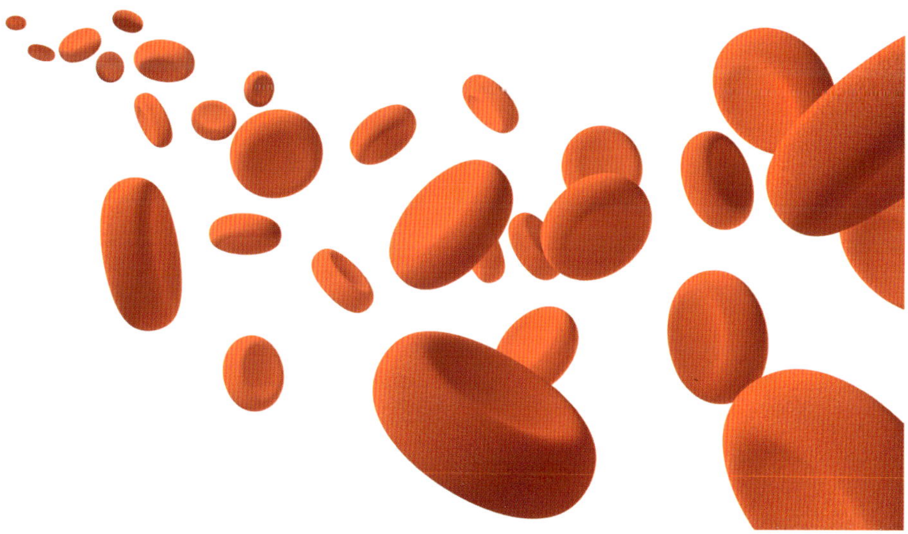

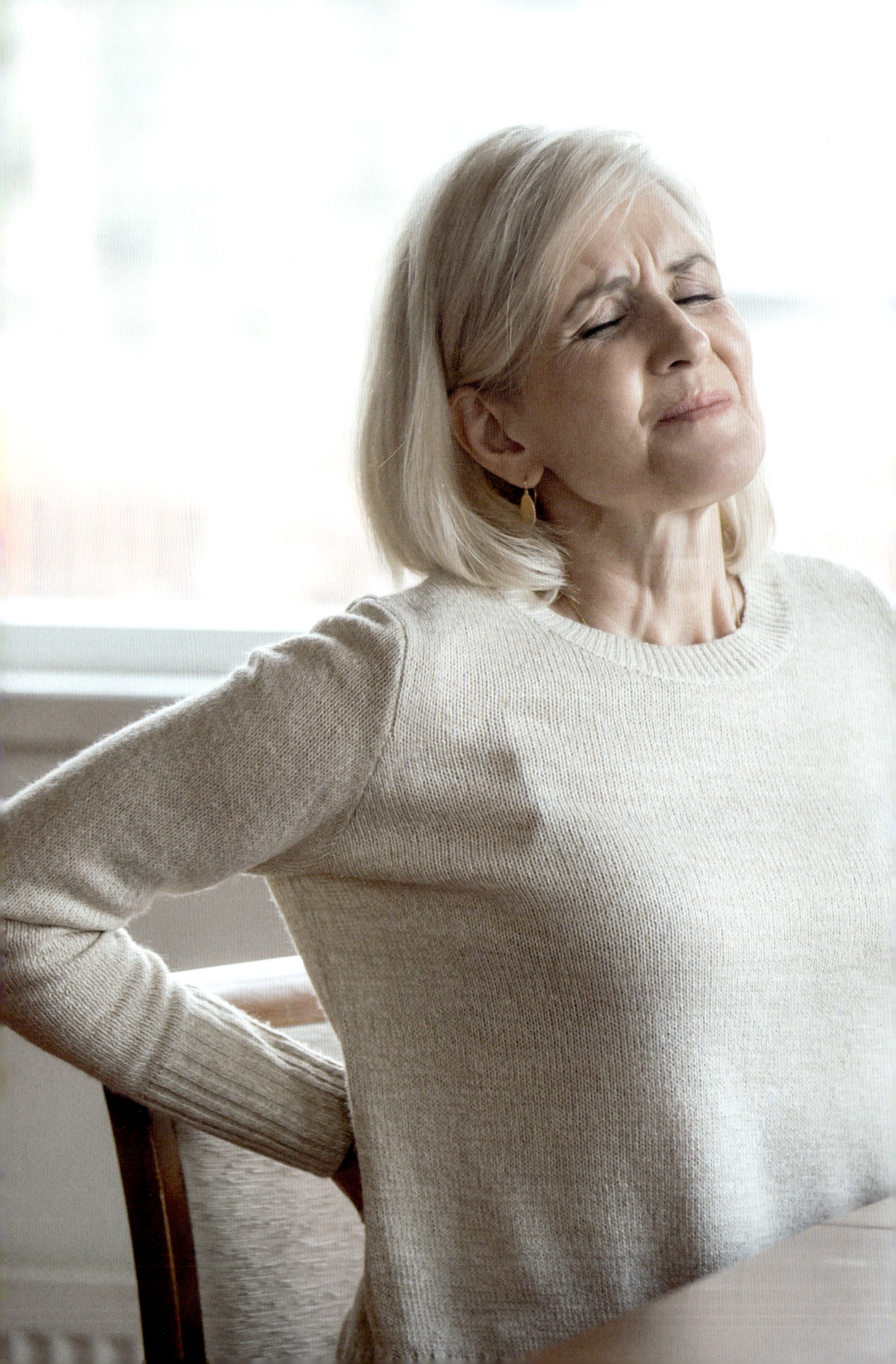

Erkrankungen der Nieren

Das Tückische an Nierenerkrankungen ist, dass wir sie oft gar nicht oder zumindest zu spät bemerken. Neben akuten Erkrankungen, die ohne Spätfolgen ausheilen können, gibt es auch chronische Verläufe. Einige Nierenerkrankungen können mit der Zeit – auch Jahre nach Abklingen – noch zu einer Nierenschwäche führen. Die häufigsten Nierenerkrankungen lernen Sie im Folgenden kennen.

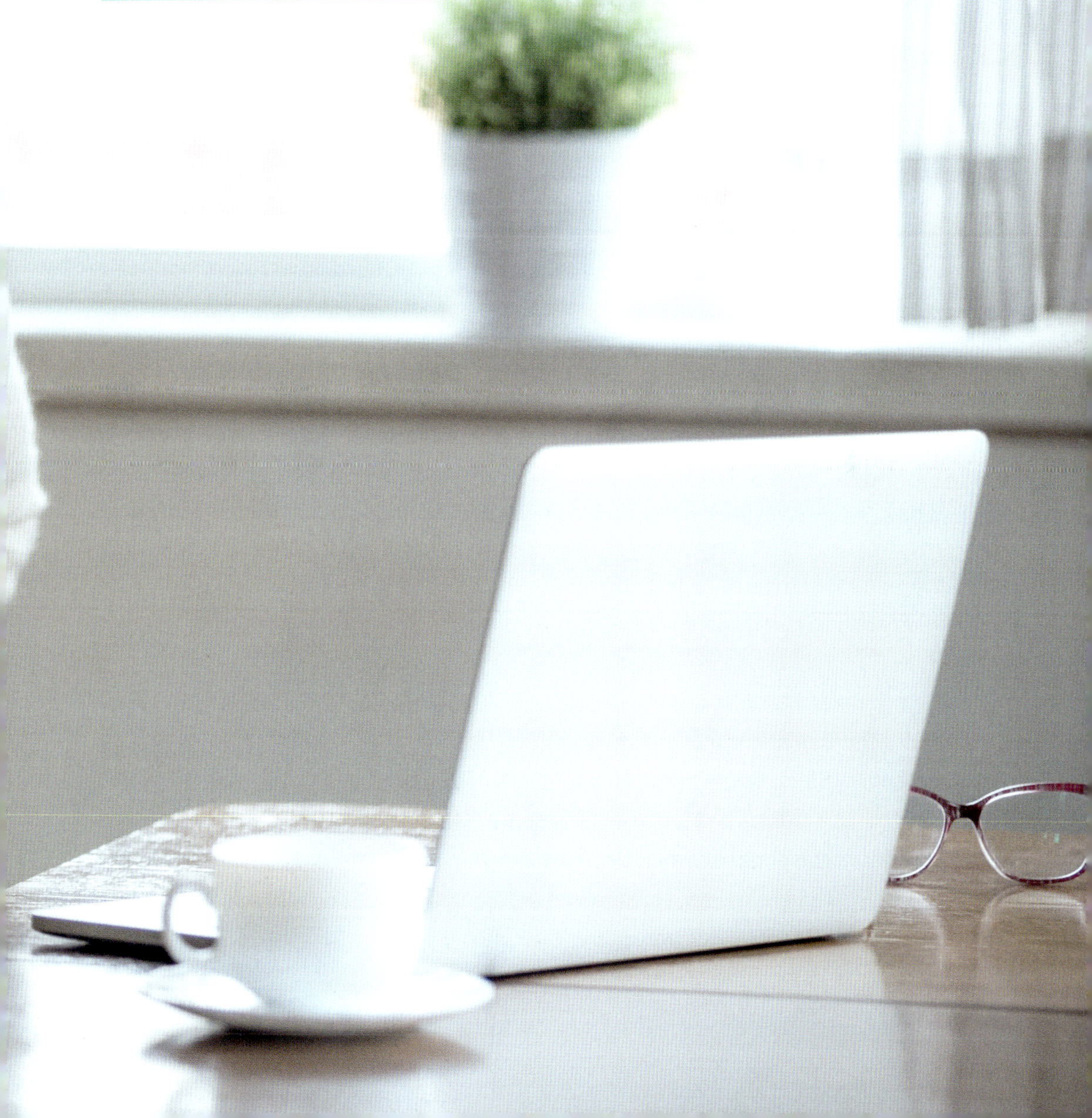

Anzeichen für eine Nierenerkrankung sind auf den ersten Blick nicht immer zweifelsfrei den beiden bohnenförmigen Organen zuzuordnen, wenn wir überhaupt welche bemerken. Rückenschmerzen, ein Blutdruckanstieg, geschwollene Beine und Augenlider sowie ein allgemeines Krankheitsgefühl sind unspezifisch und können verschiedenste Ursachen haben.

Deshalb ist es wichtig, neu auftretende Beschwerden immer ärztlich abklären zu lassen. Veränderungen des Urins, etwa eine andere Farbe, ein unangenehmer Geruch, eine geringere Menge, oder schäumender Harn sind schon eindeutiger. Schwere Nierenerkrankungen können sich darüber hinaus durch Appetitmangel, Übelkeit und Erbrechen, Atemnot, Juckreiz, Schwächegefühl, einen blass-gräulichen Teint, Mundgeruch sowie einen metallischen Geschmack auf der Zunge bemerkbar machen.

Das Behandlungsziel bei Nierenerkrankungen ist es, eine Niereninsuffizienz zu verhindern oder deren Fortschreiten zumindest hinauszuzögern. Ab dem vierzigsten Lebensjahr sinkt die GFR, mit der die Nierenfunktion gemessen wird, um einen Wert zwischen 0,2 bis 1 ml/min. Das ist ganz normal, da mit zunehmendem Alter die Wände der Blutgefäße verdicken, sodass auch die Nieren nicht mehr so gut arbeiten können. Auch die Menge der Filter in den Nieren nimmt ab. Bei Nierenkranken sollte der jährliche Verlust der GFR auf 1 bis maximal 3 ml/min begrenzt werden. So ist es wahrscheinlich, dass die Nierenfunktion noch für das gesamte Leben reicht.

Um dieses Ziel zu erreichen, sind verschiedene Behandlungsansätze notwendig. Wie Sie gleich erfahren werden, können bestimmte anderweitige Erkrankungen die Nieren langfristig schädigen. Um die Nieren zu schützen, sollten also die Grunderkrankungen behandelt werden.

Ein normaler Blutdruck ist essentiell für gesunde Nieren. Eventuell bestehender Bluthochdruck muss also gut eingestellt werden. Eine salzarme Ernährungsweise trägt ebenfalls zu einem normalen Blutdruck bei. Zudem hemmen bestimmte Medikamente gegen Bluthochdruck (ACE-Hemmer und Angiotensinrezeptorblocker) die Eiweißausscheidung über den Urin und erhalten so die Nierenfunktion. Diuretika, also Entwässerungsmittel, senken ebenfalls den Blutdruck und wirken darüber hinaus Wassereinlagerungen entgegen.

Nun wollen wir die häufigsten Nierenerkrankungen genauer betrachten.

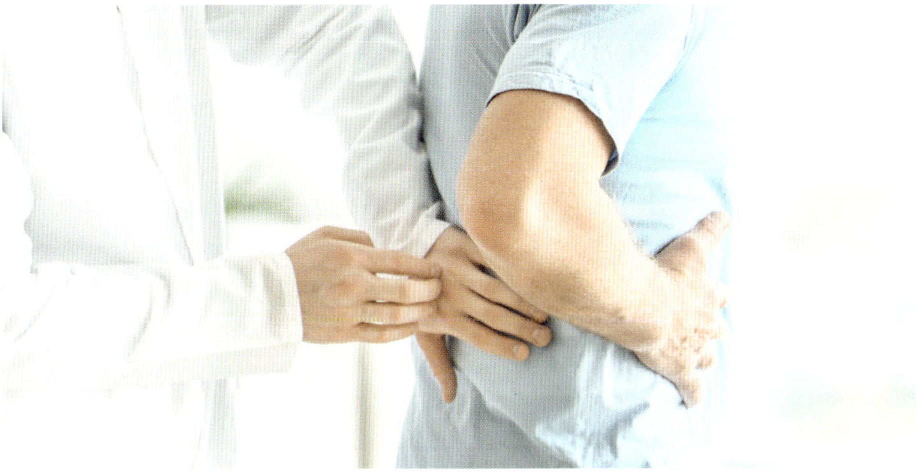

Diabetische Nephropathie

Vier von zehn Diabetes Typ 1-Betroffenen entwickeln im Lauf der Zeit eine diabetische Nephropathie, also eine durch Diabetes verursachte Nierenerkrankung. Bei Diabetes Typ 2 sind es immerhin noch zwei bis drei Betroffene. Besonders gefährdet sind Diabetes-Betroffene, bei denen noch weitere Risikofaktoren vorliegen, etwa Bluthochdruck, eine genetische Veranlagung, ein lange bestehender Diabetes, ein erhöhter Cholesterinspiegel, eiweißreiche Ernährung und/oder Nikotinkonsum.

Bei Diabetes ist der Blutzuckerspiegel krankhaft erhöht. Auf Dauer führt das zu Ablagerungen in den Blutgefäßen (in der Fachsprache Arteriosklerose genannt). Da die Nieren stark durchblutet sind, ist ihre Funktionsfähigkeit abhängig von einem guten Gefäßzustand. Ist dieser aufgrund von Ablagerungen nicht mehr gegeben, schwächeln die Nieren.

Da eine diabetische Nephropathie zu Beginn meist keine Beschwerden auslöst, sind regelmäßige Urinkontrollen bei Diabetes-Betroffenen notwendig. Hier kann die Ärztin oder der Arzt feststellen, ob die Nieren bereits zu viel Eiweiß ausscheiden. Dieser Zustand nennt sich Proteinurie.

Zuerst sind die Filter der Nieren nur für Eiweiß durchlässig, später auch für andere Stoffe. Zudem stört Narbengewebe in den Glomeruli deren Arbeit. Im weiteren Verlauf sind die Nieren immer weniger in der Lage, das Blut zu entgiften und die herausgefilterten Stoffe auszuscheiden. Dieser Prozess endet dann schlimmstenfalls im Nierenversagen.

Um das zu verhindern, ist es wichtig, dass der Blutzuckerspiegel gut eingestellt ist. Bestimmte Diabetes-Medikamente senken nicht nur den Blutzuckerspiegel, sondern schützen gleichzeitig auch die Nieren.

Glomerulonephritis

Bei einer Glomerulonephritis sind die Glomeruli entzündet. Die Erkrankung betrifft immer alle Nierenkörperchen beider Nieren. Eine solche Entzündung kann durch die Schadstoffe entstehen, mit denen die Glomeruli im Rahmen ihrer Filterfunktion ständig in Berührung kommen.

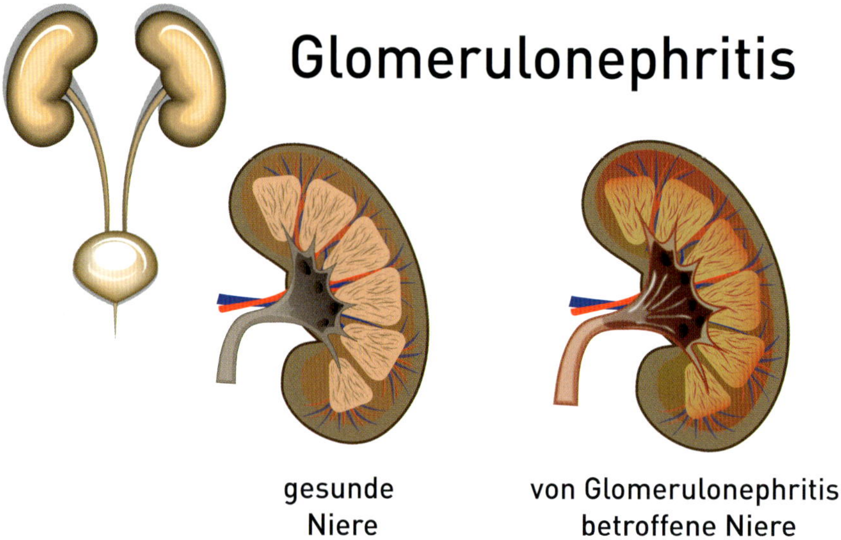

Fachleute gehen davon aus, dass an einer Glomerulonephritis auch das Immunsystem als Ursache beteiligt ist. Genauere Erkenntnisse gibt es dazu jedoch noch nicht. Antikörper könnten sowohl zu Verklumpungen und so einem gestörten Blutfluss führen als auch die Nierenkörperchen selbst angreifen. Vermutet wird eine erbliche Veranlagung.

Die Glomerulonephritis kann akut oder chronisch verlaufen.

- Ein sehr plötzlicher Beginn ist vor allem bei der akuten Form möglich. Zu den typischen Symptomen gehören Wassereinlagerungen im Gewebe, Schmerzen im Bereich der Nieren, Bluthochdruck sowie Blut und Eiweiß im Urin. Die akute Glomerulonephritis ist gut zu behandeln und kann ohne bleibende Schäden verlaufen.

- Die chronische Form hingegen beginnt schleichend und wird daher oft zu spät entdeckt und damit auch therapiert. Appetitlosigkeit, Übelkeit, Herzrhythmusstörungen, Schwäche, gelbliche Haut, Juckreiz, Mundgeruch und Bluthochdruck können auf die Erkrankung hinweisen. Zumindest bei der chronischen Form ist eine Punktion einer Niere notwendig, um über Diagnose und Behandlung entscheiden zu können.

Bei beiden Formen sind Blutdruck, Eiweißausscheidung im Urin und der Kreatinin-Wert im Blut (mehr darüber auf Seite 38) für den Krankheitsverlauf entscheidend. Das Behandlungsziel ist also, diese Faktoren schnellstmöglich wieder in den Normbereich zu bringen. Zusätzlich dazu müssen die Entzündung gestoppt und eventuell aus der Kontrolle geratene Aktivitäten des Immunsystems gebremst werden. Dazu werden Immunsuppressiva oder Cortison eingesetzt.

Vaskuläre Nephropathie, hypertensive Nephropathie, Nephrosklerose, Nierensklerose

Die vier oben genannten Bezeichnungen beschreiben alle das gleiche Krankheitsbild, nämlich eine Nierenschädigung infolge von Bluthochdruck und Arteriosklerose, also Gefäßverkalkung. Beides führt dazu, dass sich die Blutgefäße in den Nieren verändern und es zudem zu Bindegewebswucherungen in den Nieren kommt. Das Bindegewebe verdrängt mit der Zeit immer mehr gesundes Nierengewebe.

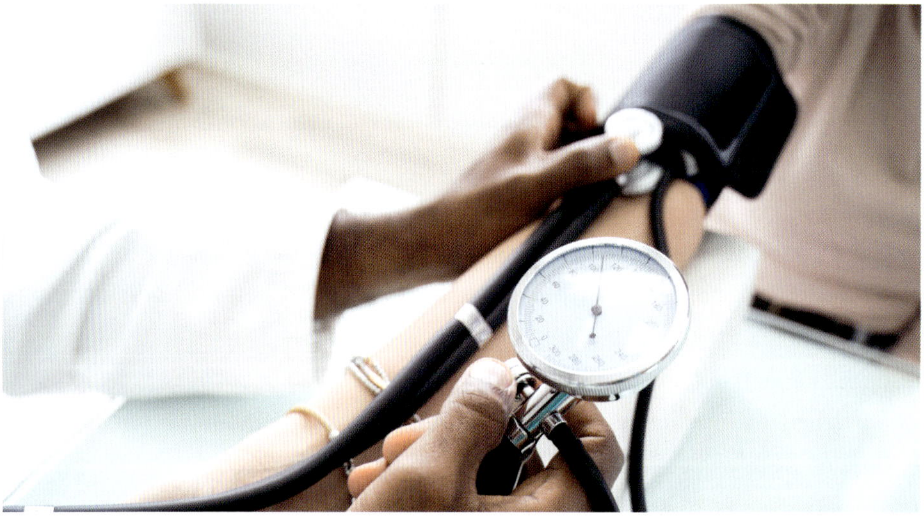

Die hypertensive Nephropathie ist also eine häufige Folge von langjährigem Bluthochdruck. Oft liegt als Ursache auch eine Nierenarterienstenose zugrunde, also eine Verengung der Blutgefäße, die zur Niere führen. So gelangt zu wenig Sauerstoff in die Nieren. Da sie auch den Blutdruck beeinflussen, kann im Krankheitsfall Bluthochdruck entstehen oder sich verstärken. So verschlechtert sich die Problematik gerade im Fall einer hypertensiven Nephropathie noch weiter.

Es gibt einen benignen (gutartigen) und einen malignen (bösartigen) Verlauf der Erkrankung. Unter bösartig ist hier kein Zusammenhang mit einer Krebserkrankung zu verstehen. Eine maligne Nierensklerose schreitet vielmehr rasch voran, was bei acht bis neun von zehn Betroffenen zum Nierenversagen führt und eine Dialyse notwendig macht.

- Die benigne Form macht sich durch unspezifische Symptome wie Kopfschmerzen und Appetitmangel bemerkbar. Das Risiko für Nierenbeckenentzündungen (Seite 25) ist erhöht.

- Da die maligne Nephrosklerose schnell voranschreitet, treten hier oft die typischen Anzeichen einer Niereninsuffizienz (Seite 29) wie Wassereinlagerungen und verminderte Harnproduktion auf.

Die Behandlung erfolgt mit Blutdrucksenkern und gegebenenfalls einer Gefäßoperation.

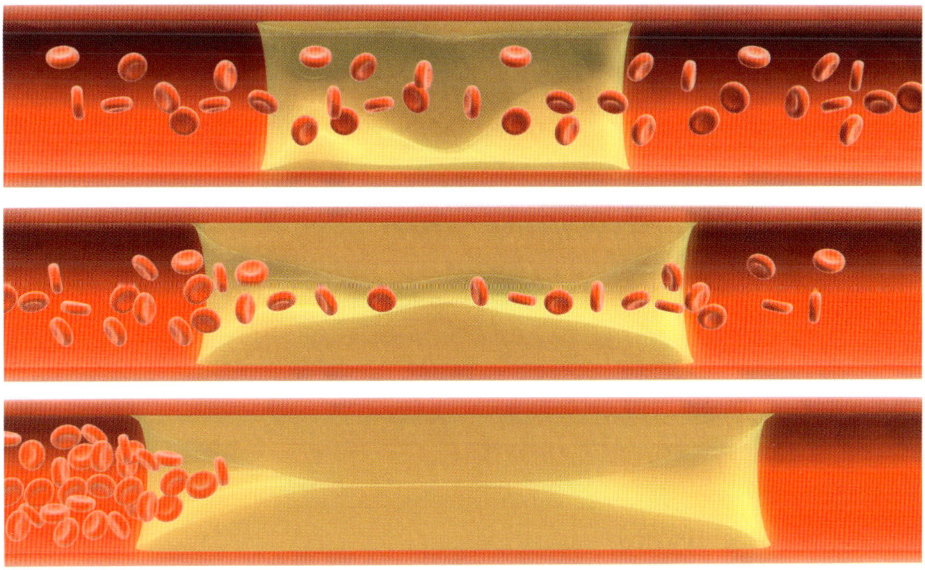

Tubulointerstitielle bzw. interstitielle Nephritis

Auch bei der interstitiellen Nephritis liegt eine Entzündung vor. Hier ist aber vor allem der Zwischenraum zwischen den Nierenzellen betroffen. Im Rahmen des entzündlichen Prozesses können jedoch auch die Tubuli angegriffen und zerstört werden.

Eine akute interstitielle Nephritis wird meist durch Medikamente, Infektionen, Infekte oder ein fehlgeleitetes Immunsystem ausgelöst, das körpereigenes Gewebe angreift. Es kann auch zu einem chronischen Verlauf kommen, hinter dem vorwiegend Vergiftungen, Medikamente, Infektionen, Stoffwechselstörungen wie Gicht oder eine Autoimmunerkrankung stecken können. Hier sind meist auch die Glomeruli betroffen.

Die Symptomatik ist abhängig vom individuellen Krankheitsverlauf und kann sehr unterschiedlich ausfallen. Manche Betroffene spüren überhaupt keine Beschwerden, bei anderen führt die Erkrankung zum schlimmstmöglichen Fall: dem Nierenversagen. Neben Schmerzen im Bereich der Nieren können Allgemeinsymptome wie Fieber und Hautausschlag auftreten.

Von der Ursache der interstitiellen Nephritis hängt ihre Behandlung ab. Der erste und grundlegende Schritt ist, die Ursache nach Möglichkeit aufzuheben oder zu behandeln. Zusätzlich kann bei der akuten Form Cortison verordnet werden. Sie heilt meist gut und ohne Folgeschäden ab. Dic chronische interstitielle Nephritis hingegen kann zu einer immer weiter abnehmenden Nierenfunktion führen. Um das zu verhindern oder zumindest zu verlangsamen, ist eine langfristige Behandlung notwendig.

Pyelonephritis bzw. »Nierenbeckenentzündung«

Umgangssprachlich wird die Pyelonephritis oft als »Nierenbeckenentzündung« bezeichnet. Das ist jedoch missverständlich, da nicht nur das Nierenbecken, sondern das gesamte Organ entzündet ist. Es kann passieren, dass durch einen gestörten Verschlussmechanismus Urin aus der Blase in die Nieren aufsteigt und so eine Entzündungsreaktion mit Eiterbildung auslöst.

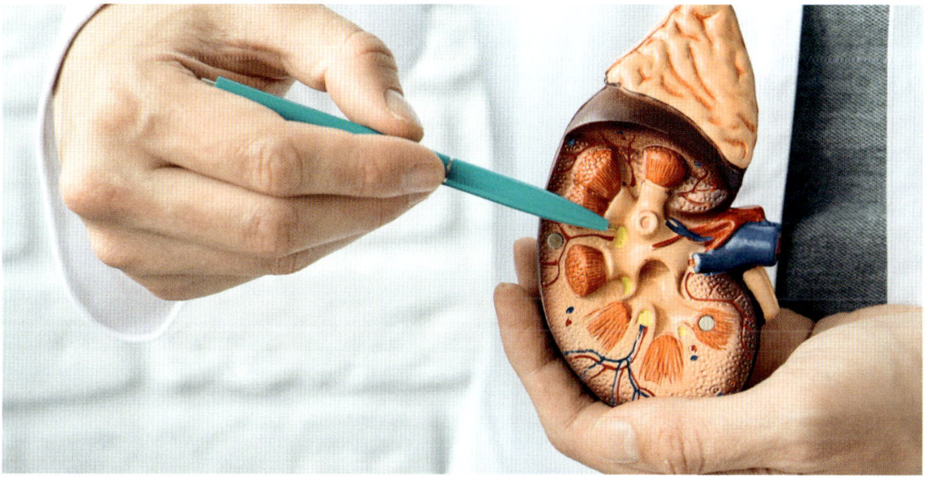

Die Pyelonephritis tritt vorwiegend einseitig auf und kann Symptome wie Fieber, Rückenschmerzen, ein allgemeines Krankheitsgefühl, Schmerzen beim Wasserlassen, häufigen Harndrang und Veränderungen in der Farbe des Urins hervorrufen.

Die Behandlung erfolgt mit Antibiotika. Eventuell müssen diese intravenös verabreicht werden, sodass ein Krankenhausaufenthalt nötig wird. Bei einem rechtzeitigen Therapiebeginn sind keine Folgeschäden zu erwarten. Bleibt die Pyelonephritis jedoch zu lange unbehandelt, muss die betroffene Niere schlimmstenfalls operativ entfernt werden.

Vor allem wenn der Entzündung Harnstau oder Nierensteine zugrunde liegen, kann sie in seltenen Fällen chronisch verlaufen, sodass immer wieder Schübe auftreten. Die oben genannten typischen Beschwerden bleiben dann jedoch größtenteils aus.

Zystennieren

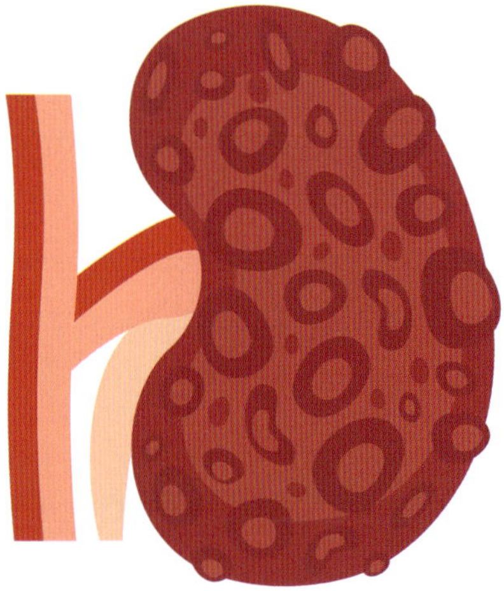

Zystennieren sind erblich bedingt. Bei den Betroffenen bilden sich Zysten in den Nieren, also mit Flüssigkeit gefüllte Hohlräume. Mit der Zeit verdrängen sie immer mehr funktionsfähiges Nierengewebe. Früher oder später fallen die Nieren daher ganz aus, es kommt zum Nierenversagen.

Der Wirkstoff Tolvaptan kann bei einigen Betroffenen das Wachstum der Zysten verlangsamen. Die Nieren scheiden durch das Medikament wesentlich mehr Urin aus. Es wird vermutet, dass unter anderem der vermehrte Flüssigkeitsverlust das Wachstum der Zysten hemmt. Tolvaptan heilt die grundliegende Erkrankung jedoch nicht, sondern kann das Nierenversagen lediglich ein wenig hinauszögern.

Nierensteine

Fünf bis zehn von hundert Menschen in Mitteleuropa bekommen im Lauf ihres Lebens zumindest einen Nierenstein. Männer sind häufiger betroffen als Frauen. Oft ist keine genaue Ursache erkennbar und die Steine können aus verschiedenen Stoffen bestehen.

Arten von Nierensteinen

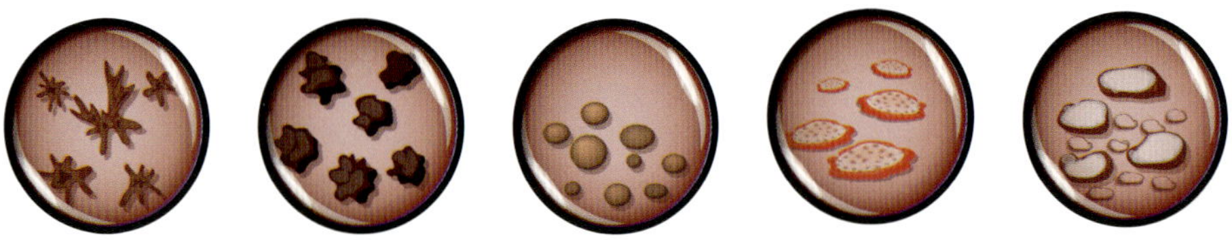

Phosphatsteine **Oxalatsteine** **Uratsteine** **Xanthinsteine** **Cystinsteine**

Gelangt ein Stein in einen Harnleiter kann das zu starken Schmerzen führen. Eine solche akute Kolik wird mit Schmerzmitteln und krampflösenden Medikamenten behandelt. Geht der Stein nicht ab, muss er operativ entfernt werden.

Um die Bildung neuer Steine bei entsprechender Veranlagung zu verhindern, sind folgende Maßnahmen hilfreich:

- mindestens zwei Liter am Tag trinken
- auch nachts einmal auf die Toilette gehen, um die Blase zu entleeren
- den Salz- und Eiweißgehalt der Nahrung reduzieren (Mehr Tipps zur nierengesunden Ernährung erhalten Sie im entsprechenden Kapitel ab Seite 61)
- oxalathaltige Lebensmittel wie Rhabarber, Spinat, Mangold und Kakao meiden

Nach Absprache mit der Ärztin oder dem Arzt kann auch die Einnahme von bestimmten Medikamenten als Prophylaxe sinnvoll sein.

Nephrotisches Syndrom

In der medizinischen Fachsprache versteht man unter einem Syndrom immer das gemeinsame Auftreten einiger charakteristischer Symptome. Wodurch diese ausgelöst werden, ist zunächst einmal zweitrangig. Somit ist das nephrotische Syndrom keine eigenständige, sondern kann vielmehr die Folge verschiedener Nierenerkrankungen sein.

Dazu gehören ein erhöhter Fettgehalt im Blut, ein vermehrter Eiweißgehalt im Urin, ein verringerter Eiweißgehalt im Blut und Wasseransammlungen im Gewebe. Da die Nieren nicht mehr in der Lage sind, genügend Eiweiß zurückzuhalten, wird dies in zu großen Mengen über den Urin ausgeschieden, sodass es im Blut fehlt. Dadurch wiederum tritt Flüssigkeit aus dem Blut ins Gewebe über. Warum zeitgleich die Blutfettwerte steigen, ist noch nicht eindeutig geklärt. Fachleute nehmen an, dass es sich dabei um einen Versuch des Organismus handelt, den Eiweißverlust auszugleichen. Gleichzeitig ist der Körper nicht mehr ausreichend in der Lage, die Fette weiterzuverarbeiten.

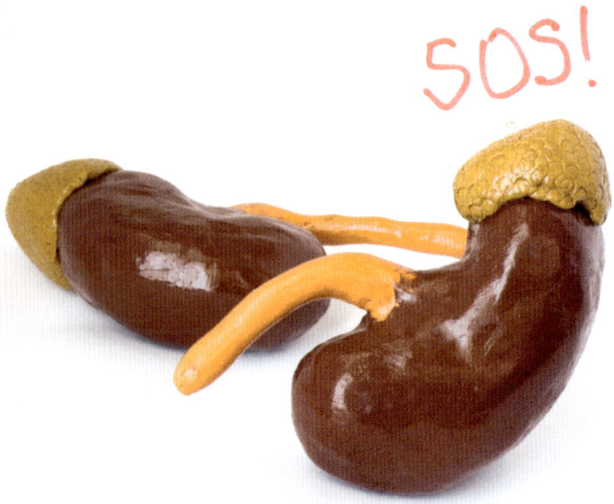

Neben den bereits genannten Wassereinlagerungen im Gewebe können auch Bluthochdruck und schäumender Urin auftreten. Betroffene können anfällig für Infekte sein. Das Thrombose-Risiko ist ebenfalls erhöht.

Hinter dem nephrotischen Syndrom steckt wie besprochen immer eine Grunderkrankung, die nach Möglichkeit behandelt werden muss. Zu den potentiellen Ursachen gehören Diabetes mellitus, Autoimmunerkrankungen, eine Glomerulonephritis, Infektionen sowie Vergiftungen mit Schwermetallen und nierenschädigenden Medikamenten, etwa bestimmten Schmerzmitteln. Auch durch entsprechende Erbanlagen kann das nephrotische Syndrom entstehen.

Zusätzlich zur Therapie der Grunderkrankung können beim nephrotischen Syndrom noch andere Medikamente eingesetzt werden, etwa Kortison, Blutdrucksenker, Cholesterinsenker und/oder Entwässerungsmittel. Nach Absprache mit der Ärztin oder dem Arzt müssen Betroffene darauf achten, wie viel sie trinken und wie sie sich ernähren.

Bei rechtzeitiger und adäquater Behandlung kann das nephrotische Syndrom wieder verschwinden. In etwa einem Drittel der Fälle bleibt es beim einmaligen Auftreten. Bei einem weiteren Drittel der Betroffenen kommt es selten, beim letzten Drittel häufig zu Rückfällen. Schlimmstenfalls entwickelt sich eine Nierenschwäche (folgender Abschnitt) oder gar ein Nierenversagen (Seite 31).

Niereninsuffizienz bzw. »Nierenschwäche«

Unter einer Niereninsuffizienz verstehen Fachleute, dass eine oder beide Nieren ihren Aufgaben nicht mehr in ausreichendem Maße nachkommen können.

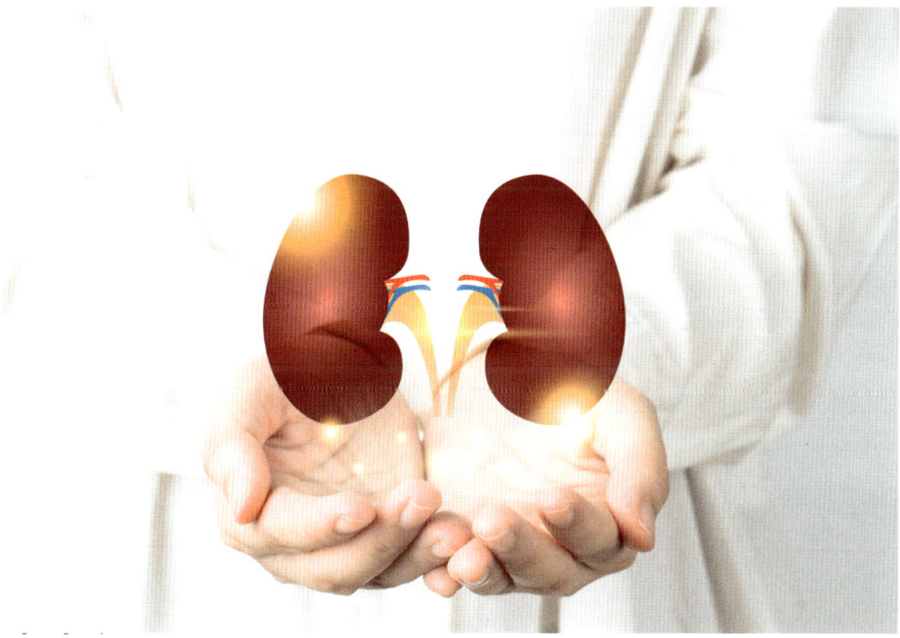

Eine Niereninsuffizienz bleibt oft lange unbemerkt, da sie sich zunächst höchstens in Form von Bluthochdruck und zu viel Eiweiß im Urin äußert. Mögliche Folgen sind Ödeme (Wassereinlagerungen), Juckreiz, Nervenschädigungen, Verdauungsstörungen und Blutarmut mit damit einhergehender Kurzatmigkeit und Schwächegefühl.

Der Grad der Erkrankung kann anhand der GFR (glomerulären Filtrationsrate) eingeteilt werden:

Stadien von Nierenerkrankungen

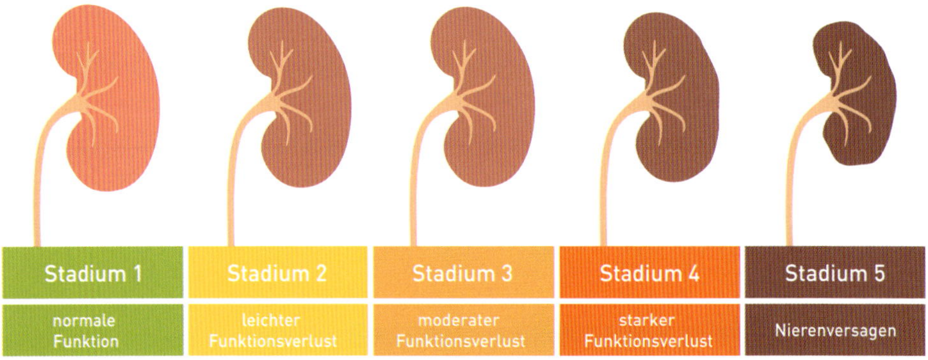

- Stadium 1: Die GFR liegt mit über 90 ml/min zwar noch im Normbereich, der Eiweißgehalt des Urins ist aber bereits erhöht. In diesem Stadium lässt sich noch gut gegensteuern. Zugrundeliegende Erkrankungen müssen behandelt, mögliches Übergewicht reduziert werden.

- Stadium 2: Die GFR liegt zwischen 60 und 89 ml/min. Das ist ein Alarmsignal. Es ist dringend notwendig, die Ursache des Funktionsverlusts zu behandeln, außerdem sollten die Betroffenen ihre Ernährungs- und Lebensweise ändern (siehe die entsprechenden Kapitel dieses Ratgebers).

- Stadium 3: Bei einer GFR zwischen 30 und 59 ml/min werden harnpflichtige Substanzen nicht mehr vollständig ausgeschieden. Die Dosis bestimmter Medikamente muss nun angepasst werden. Die Leistungsfähigkeit ist eingeschränkt, auch das Herz-Kreislauf-System ist belastet.
  Ab Stadium 3 kommt es zu Blutarmut und einem gestörten Knochenstoffwechsel. Giftige Stoffwechselendprodukte sind aber erst ab Stadium 4 im Blut zu finden. Dadurch kann eine Vielzahl unterschiedlicher Beschwerden auftreten, etwa Kopfschmerzen, Schlafstörungen, Gelenkschmerzen, Gastritis und sogar Depressionen. Bei zu viel Harnstoff im Blut nimmt der Appetit ab. Dieser Automatismus soll den Körper vor der Aufnahme weiteren Eiweißes schützen.

- Stadium 4: Die GFR liegt zwischen 15 und 29 ml/min. Betroffene leiden nun verstärkt unter den oben genannten Symptomen. Eine medikamentöse und dietätische Behandlung sind zwingend erforderlich.

- Stadium 5: Bei einer GFR unter 15 ml/min liegt ein Nierenversagen vor, das wir im folgenden Abschnitt besprechen.

Liegt die Nierenfunktion nur noch bei fünfzig Prozent oder weniger, übersäuert das Blut, weil die Nieren nicht mehr genügend Säuren ausscheiden. Die Einnahme von Bikarbonattabletten schafft hier Abhilfe. Auch die Einnahme von Phosphatbindern und künstlichem Erythropoetin kann bei Niereninsuffizienz vonnöten sein. Gegebenenfalls benötigen Betroffene auch Nahrungsergänzungsmittel. Auch wenn es sich dabei nicht um verschreibungspflichtige Präparate handelt, ist eine enge Absprache mit der Ärztin oder dem Arzt essentiell.

Nierenversagen

Es wird zwischen dem akuten und dem chronischen Nierenversagen unterschieden:

- **Akutes Nierenversagen** tritt innerhalb kurzer Zeit auf, in der Regel aufgrund von Minderdurchblutung der Nieren infolge von starkem Blut- oder Flüssigkeitsverlust, durch Infektionen oder Medikamente. Direkt behandelt werden kann es kaum, wichtig ist die Beseitigung der Ursache. Auch bei intensivmedizinischer Behandlung sterben drei bis vier von zehn Betroffenen.

- **Chronisches Nierenversagen** entwickelt sich hingegen schleichend, zumeist in Folge von langjährigem Diabetes, langjährigem Bluthochdruck oder durch eine Glomerulonephritis (Seite 20). Doch auch weitere Nieren- und andere Erkrankungen können zum chronischen Nierenversagen führen.

Mögliche Symptome eines Nierenversagens sind etwa eine stark verminderte Urinmenge, Bluthochdruck, Schwächegefühl, Ödeme, Atemnot und Störungen des Magen-Darm-Trakts.

Bei einer Nierenleistung von weniger als zehn Prozent ist eine Dialyse notwendig. Dabei werden Giftstoffe von einer Maschine aus dem Blut gefiltert. Beim akuten Nierenversagen erfolgt die Dialyse dauerhaft bis zur Besserung. Beim chronischen Nierenversagen ist jedoch mit einer Besserung nicht zu rechnen. Hier erfolgt die Dialyse mehrmals in der Woche.

Es gibt zwei Dialyseverfahren, die Hämo- sowie die Bauchfelldialyse (in der Fachsprache Peritonealdialyse):

- Bei der Hämodialyse wird das Blut aus dem Körper in eine »künstliche Niere« geleitet, die es reinigt. Danach wird es wieder dem Organismus zugeführt. Dies geschieht dreimal die Woche in einer spezialisierten Praxis und dauert jeweils vier bis fünf Stunden.

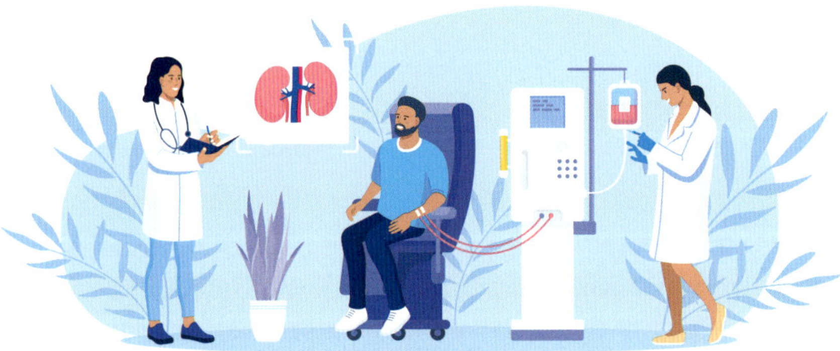

- Die Bauchfelldialyse (in der Fachsprache Peritonealdialyse) erfolgt im Körper und kann von den Betroffenen selbst zu Hause durchgeführt werden. Hierbei wird mehrmals täglich eine Dialyseflüssigkeit über einen Schlauch in die Bauchhöhle eingebracht und das Blut mithilfe des Bauchfells gefiltert. Um den Schlauch erstmalig einzubringen, ist eine kleine Operation notwendig. Mit diesem Dialyseverfahren sind die Betroffenen selbstständiger, außerdem ist es schonender. Allerdings ist durch den dauerhaften Zugang das Risiko einer Bauchfellentzündung erhöht.

Beide Verfahren können die Nierenfunktion nur zum Teil, aber nicht vollständig ersetzen. Daher ist zusätzlich die Einnahme von Medikamenten notwendig. Die Empfehlungen im Kapitel über Ernährung bei Nierenerkrankungen richten sich ausdrücklich nicht an Dialyse-Patientinnen und -Patienten. Da bei der »Blutwäsche« Eiweiße verloren gehen, ist beispielsweise der Eiweißbedarf, anders als bei anderen Nierenkranken, erhöht.

Langfristig haben Personen mit chronischem Nierenversagen mehr Lebensqualität, wenn sie eine Spenderniere erhalten. Im Rahmen der gesetzlichen Vorgaben ist auch eine Lebendspende möglich, bei der einem gesunden Menschen, der der betroffenen Person nahesteht, eine Niere entnommen wird.

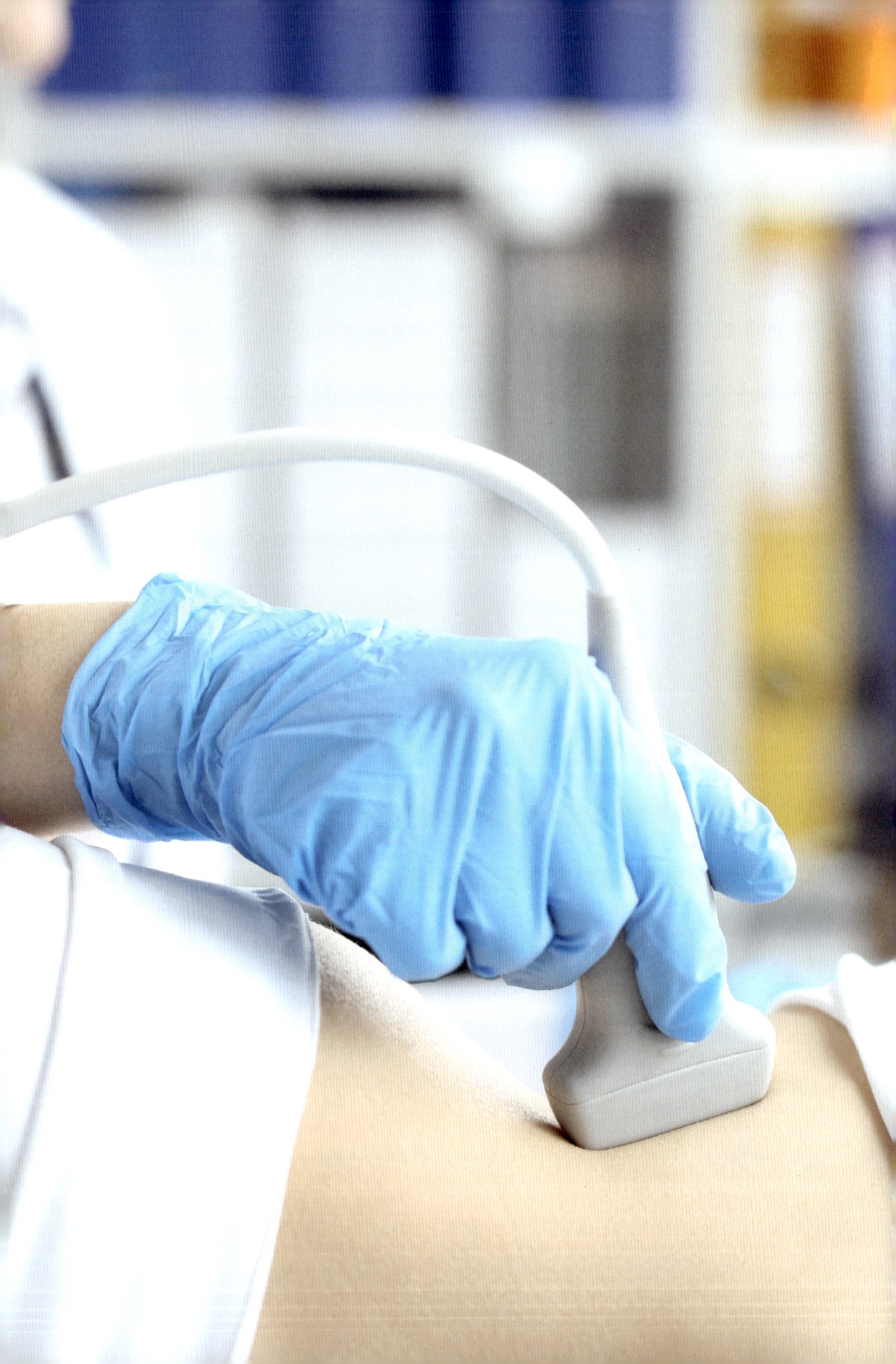

Diagnostik von Nierenerkrankungen

Um Nierenerkrankungen festzustellen, stehen eine Reihe verschiedener Untersuchungsmethoden zur Verfügung. Besondere Bedeutung kommt Blut- und Urintests zu, die auch der Verlaufskontrolle bei Niereninsuffizienz dienen.

Bevor eine Nierenerkrankung festgestellt und behandelt werden kann, muss sie zunächst einmal diagnostiziert werden. Die erste Anlaufstelle ist die hausärztliche Praxis. Bei entsprechender Indikation ist es aber möglich und notwendig, dass Betroffene an eine spezialisierte nephrologische Praxis oder Klinik überwiesen werden.

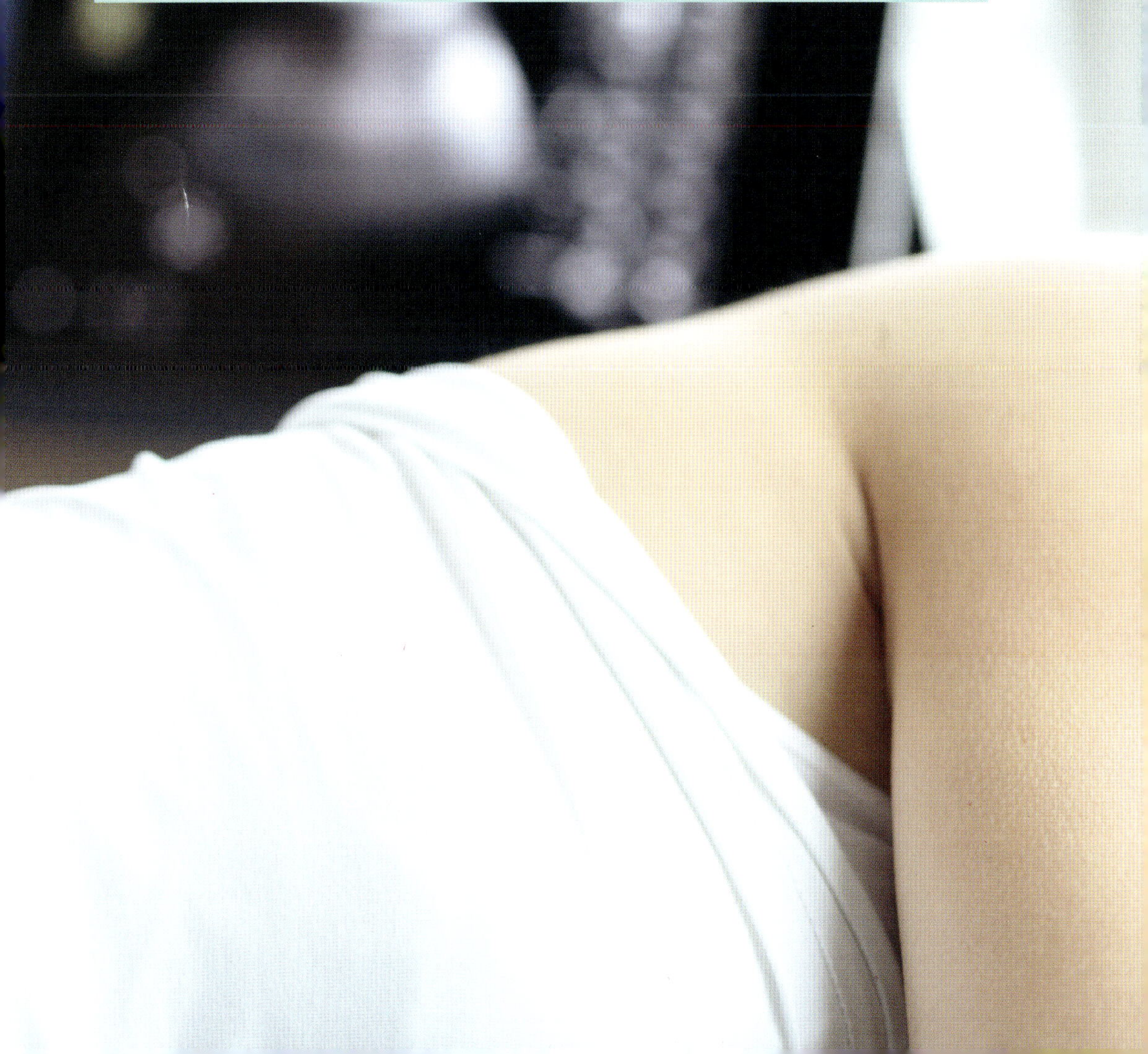

Nierenerkrankungen benötigen eine engmaschige und individuelle Therapie, die nur darauf spezialisierte Fachleute anbieten können. Zusätzlich ist auch die Zusammenarbeit mit einer Diätassistentin oder einem Diätassistenten ratsam, da die Ernährung für den Verlauf von Nierenerkrankungen eine wichtige Rolle spielt. Deshalb widmen wir uns ihr auch in einem eigenen Kapitel (Seite 61).

Nicht immer werden Nierenerkrankungen diagnostiziert, wenn die Betroffenen wegen Beschwerden in die ärztliche Praxis kommen. Oft handelt es sich um Zufallsbefunde, weil die Nieren lange Zeit still leiden. Insbesondere eine chronische Nierenschwäche beginnt so schleichend, dass Betroffene sie lange Zeit – manchmal auch zu lange – nicht bemerken. Regelmäßige Vorsorgeuntersuchungen sind daher essentiell. Das gilt insbesondere für Diabetes- und Bluthochdruckbetroffene, da bei ihnen ein erhöhtes Risiko für Nierenerkrankungen besteht.

Im Anamnesegespräch erhebt die Ärztin oder der Arzt die Krankengeschichte und fragt nach dem aktuellen Befinden. Es ist wichtig, dass Sie hier alle wichtigen Informationen parat haben. Leider ist oft nicht viel Zeit für ausführliche Gespräche, sodass Sie möglichst schnell alles Relevante zusammenfassen müssen. Machen Sie sich gern einen »Spickzettel« – die Fachleute freuen sich über gut vorbereitete Patientinnen und Patienten. Halten Sie auch Ihren aktuellen Einnahmeplan bereit, falls Sie Medikamente einnehmen. Die Einnahme bestimmter Wirkstoffe kann Untersuchungsergebnisse verfälschen.

Um zu erfahren, wie gut die Nieren arbeiten, ordnet die Ärztin oder der Arzt Urin- und Blutuntersuchungen an. Zeigen sich hier Auffälligkeiten, sind unter Umständen weitere Tests notwendig. Die Nieren können auf zahlreiche verschiedene Weisen untersucht werden, je nach Fragestellung kommen andere Methoden in Frage. Möglich sind Ultraschall, Röntgen, Computertomografie (CT), Magnetresonanztomografie (MRT), Szintigrafie, eine Punktion sowie eine Blasenspiegelung. Meist sind – wenn überhaupt – aber nur wenige dieser weiterführenden Maßnahmen notwendig.

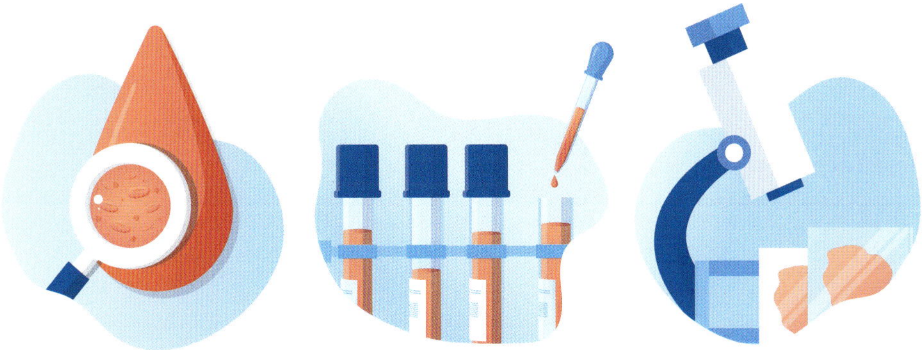

Auch wenn etwa der Schweregrad einer Niereninsuffizienz anhand der GFR festgelegt wird, spielt diese bei der Labordiagnostik nur eine untergeordnete Rolle. Die Ermittlung ist so aufwendig, dass sie höchstens bei wissenschaftlichen Studien erfolgt, nicht aber im alltäglichen Praxisbetrieb. Um die Nierenfunktion zu ermitteln, lassen Ärztinnen und Ärzte daher andere Blutwerte bestimmen. Besonders aussagekräftig ist dabei die sogenannte Kreatinin-Clearance, auf die wir gleich zurückkommen.

Harnstoff

Harnstoff entsteht, wenn unser Körper Eiweiß verarbeitet, das wir mit der Nahrung aufnehmen. Normalerweise wird Harnstoff über die Nieren mit dem Urin ausgeschieden. Sind sie dazu nicht mehr in ausreichendem Maß in der Lage, steigt der Harnstoffspiegel im Blut an.

Ein erhöhter Harnstoffspiegel tritt jedoch erst dann auf, wenn die Nieren bereits einen großen Teil ihrer Funktionsfähigkeit verloren haben. Außerdem ist der Wert abhängig von der Ernährungsweise. Wer sehr viel Eiweiß verzehrt, hat daher womöglich auch einen erhöhten Harnstoffspiegel im Blut, ohne dass eine Nierenschädigung vorliegt.

Bei einer Niereninsuffizienz dient die Harnstoffmessung daher vor allem der Verlaufskontrolle. Wichtiger als der Wert bei einer einzigen Untersuchung ist der Verlauf über einen längeren Zeitraum hinweg. Er erlaubt der Ärztin oder dem Arzt eine Einschätzung über das Fortschreiten der Erkrankung. Der Normbereich liegt bei 17–43 mg/ml.

Kreatinin

Kreatinin entsteht beim Abbau von Kreatin, das wiederum für die Muskelkontraktion von Bedeutung ist. Somit ist der Kreatininspiegel im Blut abhängig von der Muskelmasse. Menschen, die mehr Muskeln haben, haben also höhere Werte.

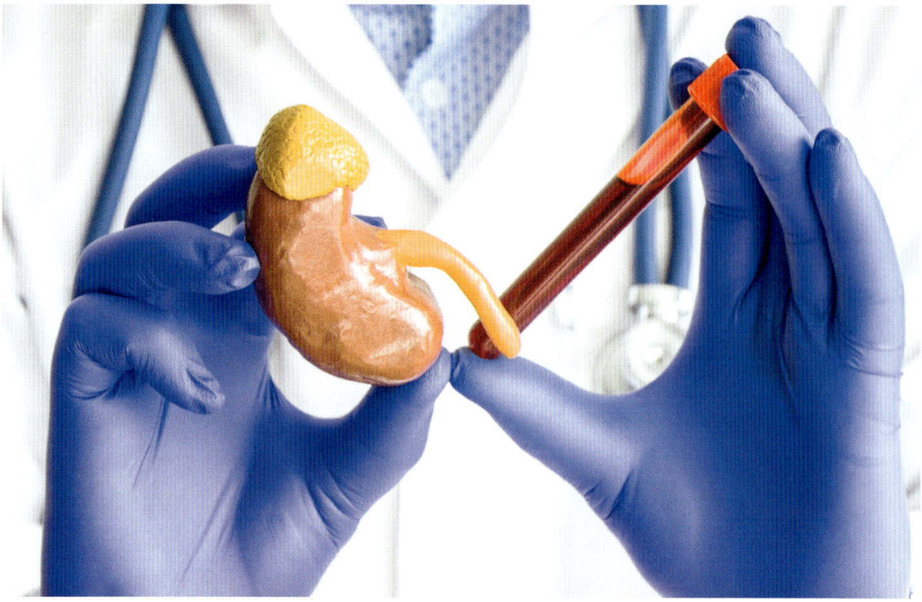

Der Normbereich für den Blutkreatininspiegel ist abhängig vom Geschlecht und Alter der untersuchten Person. Bei Frauen unter 50 liegt er bei 0,58 bis 1,05 mg/dl, bei Männern im gleichen Alter bei 0,7 bis 1,2 mg/dl. Ab 50 sollte der Blutkreatininspiegel bei Frauen zwischen 0,61 und 1,12 mg/dl liegen, bei Männern zwischen 0,71 und 1,3 mg/dl.

Auch Kreatinin wird über die Nieren ausgeschieden. Haben diese etwa die Hälfte ihrer Funktionsfähigkeit eingebüßt, befindet sich mehr Kreatinin im Blut. Genau wie bei Harnstoff (Seite 37) sind einzelne Kreatininwerte weniger aussagekräftig als der Verlauf.

Außer Nieren- können übrigens auch Muskelerkrankungen den Kreatininwert ansteigen lassen. Zudem beeinflusst die Einnahme bestimmter Medikamente den Blutwert. Dazu gehören beispielsweise ASS und Naproxen. Weisen Sie Ihre Ärztin oder Ihren Arzt daher vor der Blutuntersuchung darauf hin, welche Medikamente Sie in letzter Zeit eingenommen haben.

Kreatinin-Clearance

Das englische Wort »Clearance« bedeutet so viel wie »Tilgung«. Die Kreatinin-Clearance gibt also an, wie effektiv die Nieren Kreatinin ausscheiden. Dieser Wert lässt Rückschlüsse auf die glomeruläre Filtrationsrate (GFR) und damit die Nierenfunktion zu.

Um die Kreatinin-Clearance zu bestimmten, benötigt das Labor sowohl eine Urin- als auch eine Blutprobe. Diese werden auf ihren Kreatiningehalt hin untersucht. Zusätzlich braucht das Labor noch einige andere Daten. Anhand all dieser Werte wird dann die Kreatinin-Clearance ermittelt.

Da der Wert unter anderem von Körpergröße und -gewicht abhängig ist, verzichten wir darauf, an dieser Stelle Referenzwerte anzugeben. Ihre Ärztin oder Ihr Arzt kann Ihnen sagen, welche Werte für Sie persönlich gelten.

Doch auch die Kreatinin-Clearance lässt keine eindeutigen Rückschlüsse zu. Eine erhöhte Eiweißaufnahme, ein gestörter Wasserhaushalt sowie der vermehrte Abbau von Muskelmasse können das Untersuchungsergebnis verfälschen.

Cystatin C

Genau wie die Kreatinin-Clearance ermöglicht der Cystatin C-Spiegel im Blut eine Einschätzung der GFR. Seine Bestimmung ist sehr teuer. Diese Untersuchung wird Ihre Ärztin oder Ihr Arzt daher aller Voraussicht nach erst dann anordnen, wenn andere kein eindeutiges Ergebnis hervorgebracht haben.

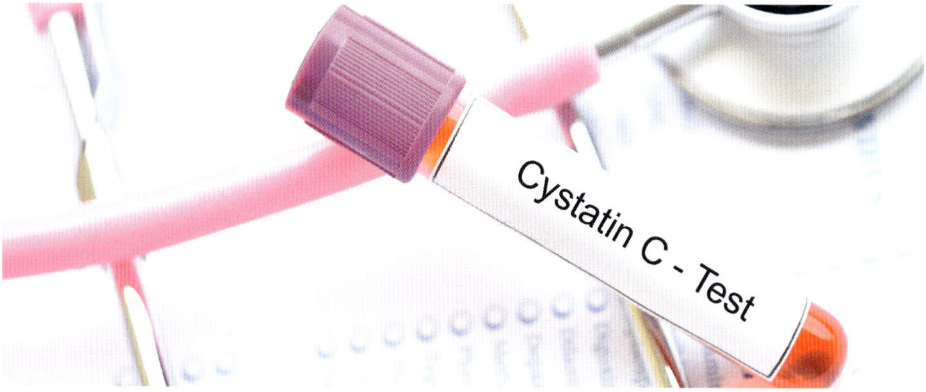

Cystatin C ist ein Protein, das in unseren Körperzellen gebildet wird. Normalerweise filtern die Nieren es aus dem Blut und bauen es selbst ab. Eine Nierenschwäche, aber auch Autoimmunerkrankungen können jedoch dazu führen, dass der Cystatin C-Gehalt im Blut ansteigt.

Dieser Wert ist besonders empfindlich und zeigt daher schon geringere Funktionseinschränkungen der Nieren an. Der Cystatin C-Spiegel sollte zwischen 0,5 und 0,95 mg/dl liegen.

Weitere Blutwerte

Wie Sie bereits wissen, beeinflussen die Nieren auch den Elektrolythaushalt und regen die Bildung von roten Blutkörperchen an. Die Elektrolytwerte sollten bei Personen mit Niereninsuffizienz daher in angemessenen Abständen überprüft werden. Auch ein Blutbild sollte regelmäßig gemacht werden. Dabei werden die Blutzellen untersucht, zu denen die roten Blutkörperchen gehören.

Albuminbestimmung im Urin

Da gesunde Nieren kaum Eiweiß ausscheiden, kann Protein im Urin (»Proteinurie«), wie bereits erwähnt, ein Anzeichen für eine Niereninsuffizienz oder eine andere Nierenerkrankung sein. Normalerweise scheiden wir weniger als 0,2 g Eiweiß pro Tag mit dem Urin aus. Die Filterfunktion für Protein ist bei Nierenerkrankungen aber schnell beeinträchtigt, sodass eine vermehrte Eiweißausscheidung über den Urin oft als Erstes auftritt.

Die Bestimmung des Albuminspiegels im Urin ist ein weiterer wichtiger Verlaufsparameter bei Nierenschwäche. Teststreifen analysieren in der Regel den Gehalt des Eiweißes Albumin im Urin. Albumin wird normalerweise von den Nieren zurückgehalten. Doch selbst bei einer leichten Nierenschädigung wird es bereits vermehrt ausgeschieden, sodass es ein besonders sensitiver Marker für Nierenprobleme ist.

Bei gesunden Menschen liegt der Wert bei maximal 20 mg/l. Liegt der Wert darüber, sprechen Fachleute von einer Albuminurie, also Albumin im Urin. Diese kann bei einer beginnenden Niereninsuffizienz bereits dann vorliegen, wenn die Blutwerte der oder des Betroffenen noch im Normbereich sind. Selbst Personen mit Mikroalbuminurie, deren Blutwerte noch im Normbereich liegen, sind als nierenkrank anzusehen. Bei ihnen liegt eine Niereninsuffizienz im Stadium I vor.

Bei einem Albumingehalt von 20 bis 200 mg/l im Urin liegt eine sogenannte Mikroalbuminurie vor, ab 200 mg/l eine Makroalbuminurie. Normale Teststreifen sind in der Regel nicht sensitiv genug, um eine Mikroalbuminurie zu erkennen. Bei Verdacht auf eine Niereninsuffizienz sowie bei Diabetes sollte daher eine besonders empfindliche Untersuchungsmethode gewählt werden.

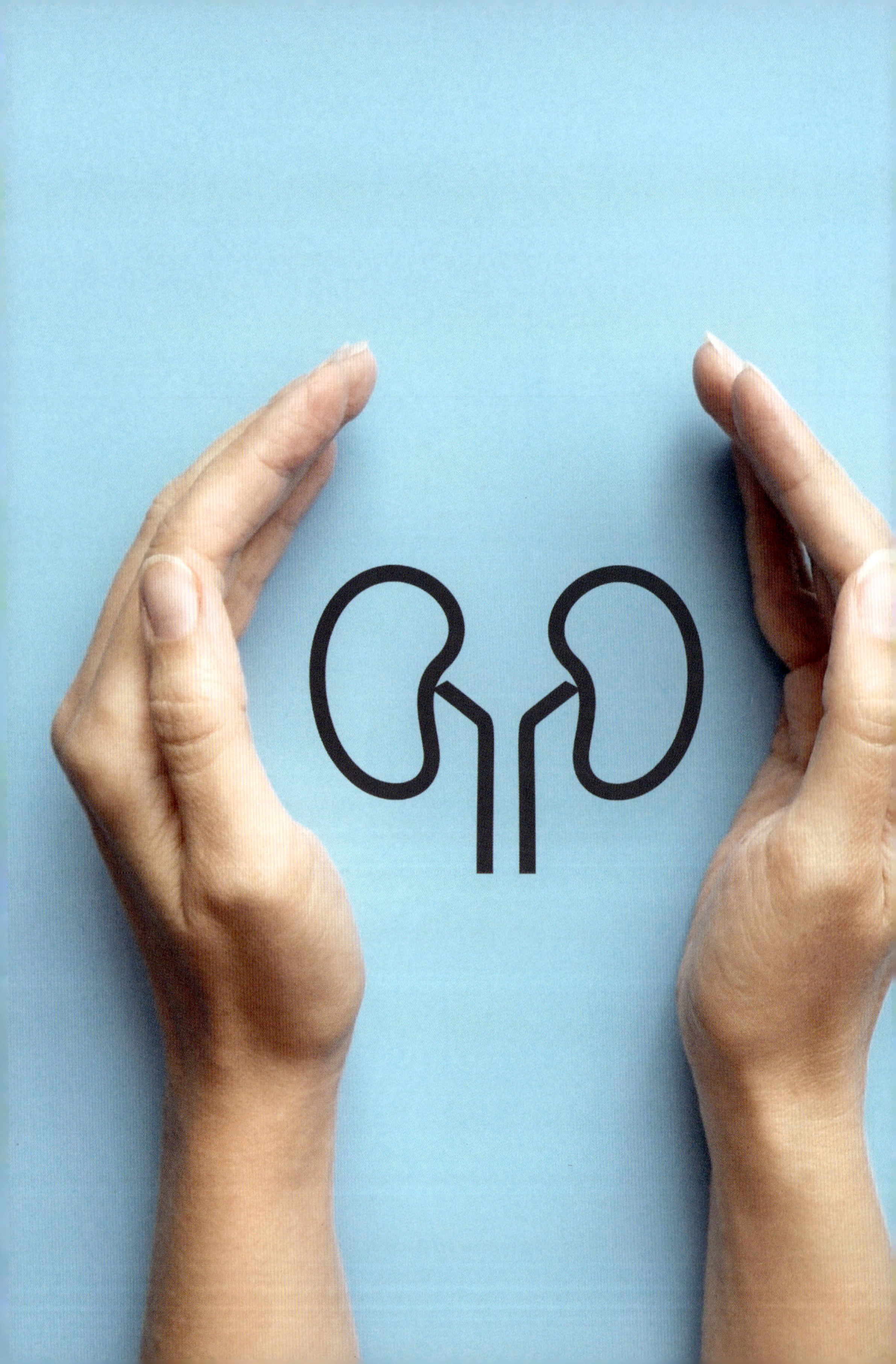

Prävention: So können Sie Ihre Nieren schützen

Wenn die Nieren irgendwann mal nicht mehr mitmachen, dann gibt es immer noch die Dialyse? Das stimmt zwar, aber die Blutwäsche kann die Nieren nicht eins zu eins ersetzen und geht zudem mit Einschränkungen der Lebensqualität einher. Umso wichtiger ist es also, die Nieren mit geeigneten Maßnahmen so lange wie möglich gesund zu halten. Worauf es dabei ankommt, betrachten wir im folgenden Kapitel.

Sicher kennen Sie den Spruch, dass bei Immobilien drei Dinge wichtig sind: Lage, Lage, Lage. Ähnliches gilt für unsere Gesundheit. Hier geht es vor allem um Prävention, Prävention, Prävention. Am besten lässt sich schließlich die Krankheit behandeln, die gar nicht erst auftritt.

Regelmäßige Vorsorgeuntersuchungen sind unerlässlich. Insbesondere Personen mit Diabetes und/oder Bluthochdruck sollten immer wieder auch ihre Nierenfunktion überprüfen lassen, um eventuelle Schädigungen frühestmöglich erkennen und behandeln lassen zu können.

Doch auch bei bereits bestehender Nierenschwäche lohnt es sich, mit geeigneten Lebensstilveränderungen Schadensminderung zu betreiben. Je nierengesünder Sie leben, desto langsamer verlieren Ihre Nieren ihre Funktionsfähigkeit.

Da die Ernährung bei Nierenerkrankungen eine besonders wichtige Rolle spielt, bekommt sie ein eigenes Kapitel ganz für sich allein. Mehr über dieses Thema können Sie daher ab Seite 61 lesen. In diesem Kapitel hier widmen wir uns den Faktoren, die neben der Ernährung den größten Einfluss auf Ihre Nierenfunktion haben. Je mehr Tipps Sie umsetzen, desto mehr Gutes tun Sie Ihren Nieren. Falls Sie unter Vorerkrankungen – nicht nur der Nieren – leiden, halten Sie aber bitte Rücksprache mit Ihrer Ärztin oder Ihrem Arzt, ehe Sie loslegen.

Und noch etwas: Lassen Sie sich Zeit. Wenn Sie gleichzeitig mit dem Rauchen aufhören, Sport anfangen und Ihre Ernährung umstellen, ist das wahrscheinlich zu viel auf einmal. Sprechen Sie mit Ihrer Ärztin oder Ihrem Arzt darüber, womit Sie am besten anfangen. Setzen Sie sich kleinschrittige und vor allem erreichbare Ziele. Nichts ist frustrierender, als viel zu wollen und nicht alles zu schaffen. Dann verabschiedet sich die Motivation und schlimmstenfalls geben Sie Ihre Ziele ganz auf.

Nicht rauchen oder mit dem Rauchen aufhören

Zahlreiche wissenschaftliche Untersuchungen haben gezeigt, dass Rauchen die Gefahr von Nierenerkrankungen so signifikant erhöht, dass es als eigenständiger Risikofaktor angesehen werden sollte.[1] Je länger und je mehr Zigaretten jemand raucht, desto größer ist das Risiko, dass die Nieren erkranken oder gar versagen. Forschungsergebnisse legen nahe: Wenn Raucherinnen und Raucher den Nikotinkonsum beenden, wirkt sich das auch positiv auf ihre Nierengesundheit aus.[23] Besonders dramatisch sind diese Auswirkungen natürlich, wenn noch andere Risikofaktoren wie Diabetes oder Bluthochdruck vorliegen oder die Person bereits nierenkrank ist.

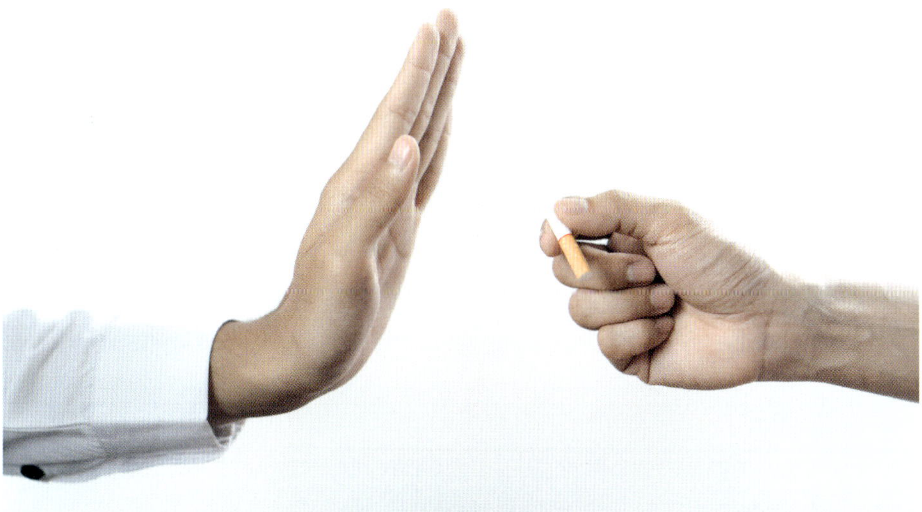

Bisher sind vor allem zwei Wege bekannt, über die das Rauchen den Nieren schadet: Zum einen lässt es den Blutdruck ansteigen, zum anderen sinkt durch Nikotinkonsum die Filterleistung der Nieren deutlich. Gerade bei Personen mit Diabetes ist bekannt, dass sie mit größerer Wahrscheinlichkeit eine Nierenerkrankung entwickeln und diese schneller fortschreitet, wenn sie rauchen.

Dennoch haben sogar viele Fachleute das Rauchen als Risikofaktor nicht »auf dem Schirm«. Umso wichtiger ist es, dass Sie selbst die Initiative ergreifen und entweder mit dem Rauchen aufhören oder weiterhin auf Zigaretten verzichten. Nicht nur Ihre Nieren werden es Ihnen danken. Zahlreiche Organe und Organsysteme leiden unter regelmäßigem Nikotinkonsum, darunter das Herz und die Lungen.

Gerade wenn Sie schon längere Zeit rauchen, kann es sein, dass Sie sich in den ersten Tagen nach dem Rauchstopp »matschig« fühlen. Gönnen Sie sich ausreichende Ruhezeiten und schonen Sie sich, falls nötig. Ein lockerer Spaziergang an der frischen Luft tut Ihnen jetzt sicher gut – und lenkt Sie vielleicht auch vom Verlangen ab, doch nach einer Zigarette zu greifen.

Oft geht der Rauchstopp mit einer Gewichtszunahme einher. Das mag auch daran liegen, dass wir statt zur Zigarettenschachtel dann gern zu Schokolade greifen. Hier ist es wichtig, Gewohnheiten nicht nur zu modifizieren, sondern gezielt zu durchbrechen. Nach dem Frühstück haben Sie immer gemütlich eine geraucht? Dann stehen Sie jetzt vom Tisch auf, sobald Sie gegessen haben, und gehen eine Runde um den Block. Zum Nachmittagskaffee gehört bei Ihnen eine Zigarette? Rufen Sie stattdessen einen lieben Menschen an oder räumen Sie die Abstellkammer auf.

Mit dem Rauchen aufzuhören ist schwierig. Das ist klar und auch normal: Sowohl Ihr Körper als auch Ihr Geist sind abhängig von Nikotin. Selbst wenn die akuten Entzugserscheinungen nachlassen, werden Sie immer noch den Drang verspüren, sich eine Zigarette anzuzünden – womöglich sogar jahrelang. Zugegeben, das sind keine schönen Aussichten. Aber die Folgen von jahrelangem Nikotinkonsum sind viel dramatischer als der Verzicht. Sie rauben mehr Lebensqualität.

Es lohnt sich also, den Rauchstopp konsequent durchzuziehen. Um das zu schaffen, setzen Sie sich ein Datum, an dem es losgehen soll. Dieses Datum sollte realistisch sein. Wenn Sie eine besonders stressige Woche vor sich haben, dann hören Sie eben nächsten Montag auf – aber nicht erst nächstes Jahr. Sorgen Sie dafür, dass keine Zigaretten in greifbarer Nähe sind. Erzählen Sie Ihrem Umfeld von Ihrem Vorhaben.

Sollte es Ihnen trotz alledem nicht gelingen, konsequent aufs Rauchen zu verzichten, sprechen Sie mit Ihrer Ärztin oder Ihrem Arzt. Vielleicht kommen Nikotinersatzprodukte in Frage, um Ihnen den Start ins rauchfreie und somit gesündere Leben zu erleichtern. In besonders schweren Fällen, kann die Ärztin oder der Arzt auch ein Medikament verordnen, das Entzugserscheinungen mindert und – je nach Wirkstoff – sogar den Spaß am Rauchen nehmen kann.

Kein Sport ist Mord

Zugegeben, für diesen Abschnitt habe ich eine etwas drastische Überschrift gewählt. Doch es ist tatsächlich so, dass die Auswirkungen von Bewegungsmangel auf unsere Gesundheit dramatisch sein können.

Unsere Haustiere haben es – zum Glück! – in der Regel sehr gut bei uns. Wir achten darauf, geeignetes Futter auszuwählen, für genug Bewegung und Abwechslung zu sorgen und möchten sie so artgerecht wie möglich halten. Aber halten Sie auch sich selbst »artgerecht«?

Der moderne Mensch wird in der Wissenschaft Homo sapiens sapiens genannt. Übersetzt bedeutet das so viel wie »besonders kluger Mensch«. Doch unserer körperlichen Gesundheit wird unsere Klugheit immer mehr zum Verhängnis. Schließlich war der besonders kluge Mensch zu einigen tückischen Erfindungen in der Lage: der des Autos zum Beispiel oder der Tiefkühltruhe. Ja, es ist praktisch, dass ein Besuch bei Verwandten jetzt nicht mehr mehrere Tagesreisen bedeutet und wir nicht jeden Fisch, den wir verzehren, selbst angeln müssen. Aber unser Körper ist für unseren modernen Lebensstil gar nicht gemacht.

Unsere Vorfahren waren den ganzen Tag über vorwiegend damit beschäftigt, zu überleben. Sie mussten jagen, pflanzliche Nahrung sammeln, ihre Behausungen mühsam mit bloßen Händen errichten und instandhalten – und gelegentlich auch vor wilden Tieren fliehen. Wir haben es bedeutend einfacher.

Nach dem Aufstehen müssen wir nur in die Küche gehen und haben die freie Wahl: Cornflakes mit Milch, Käsebrot oder Brötchen mit Schokocreme? Nach dem Frühstück setzen wir uns ins Auto oder den Bus, fahren zur Arbeit, wo wir am Schreibtisch sitzen, und gehen in der Mittagspause in den Supermarkt mit einer schier erschlagenden Auswahl an verarbeiteten Lebensmitteln, die unseren Urahninnen und -ahnen wohl zurecht merkwürdig vorgekommen wären. Kurz: Die meisten von uns leben nicht artgerecht. Dabei verfügen wir doch extra über ein System, das sich Bewegungsapparat nennt: Knochen, Muskeln, Sehnen und so weiter, die es uns ermöglichen, uns, nun ja, zu bewegen.

Regelmäßige Bewegung tut uns auf zahlreiche verschiedene Weisen gut. Sie schützt das Herz-Kreislauf-System, senkt das Risiko von Übergewicht und Diabetes Typ 2 – und sie schützt auch unsere Nieren. Zum einen beugen ein normaler Blutdruck und ein Blutzuckerspiegel im Normbereich der Entstehung oder dem Fortschreiten von Niereninsuffizienz vor. Zum anderen sehen Expertinnen und Experten Bewegungsmangel – genau wie Nikotinmissbrauch – inzwischen als alleinstehenden Risikofaktor für die Verschlechterung von Nierenerkrankungen an.[4]

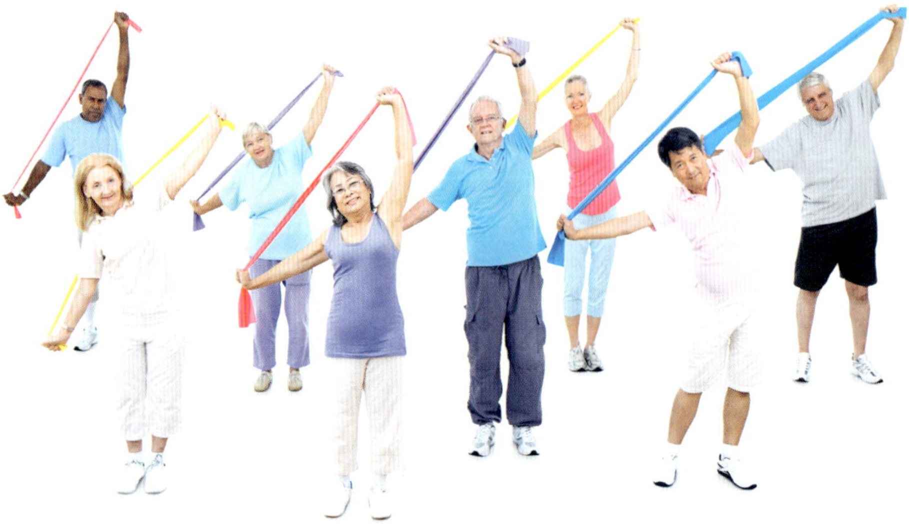

Wie bei allen Tipps in diesem Ratgeber gilt auch hier: Sprechen Sie bitte mit Ihrer Ärztin oder Ihrem Arzt, bevor Sie sie umsetzen. Das gilt insbesondere, wenn Sie bisher keinen Sport gemacht haben oder Ihr Training grundlegend verändern möchten. Sollten Sie unter Vorerkrankungen leiden, sind bestimmte Sportarten womöglich nur eingeschränkt oder gar nicht für Sie geeignet. Nierenkranke sollten beispielsweise keinen Leistungssport betreiben und Krafttraining nur in Maßen, da sie den Blutdruck ansteigen lassen und den Eiweißumsatz erhöhen.

Wenn Sie sich bisher kaum oder wenig bewegt haben, kostet es vielleicht Überwindung, mit einem Trainingsprogramm zu starten. Die folgen Tipps helfen Ihnen hoffentlich dabei, eine Trainingsroutine zu etablieren, die Ihnen gut tut und Freude bereitet (ja, bestimmt!):

Nehmen Sie sich nicht zu viel vor

Keine Olympiasiegerin, kein Marathonläufer haben mit Höchstleistungen angefangen. Dann müssen Sie das auch nicht. Es ist toll, ehrgeizige Ziele zu haben. Vielleicht möchten Sie ja wirklich einen Marathon laufen oder »nur« eine stramme Joggingrunde um den Baggersee schaffen. So oder so: Haben Sie Geduld mit sich selbst. Fordern Sie sich selbst heraus, aber fordern Sie nicht zu viel von sich.

Gerade Sportunerfahrene tun sich schwer damit, ihr Leistungspensum richtig einzuschätzen. Das kann zu Unter-, aber auch Überforderung führen. Beides ist weder im Hinblick auf Ihre Trainingserfolge noch auf Ihre Motivation sinnvoll. Nehmen Sie daher gern Unterstützung an. Eine Physiotherapeutin oder ein Personal Trainer können einen auf Sie individuell zugeschnittenen Trainingsplan erstellen. Dieser sollte natürlich regelmäßig an Ihren Trainingsfortschritt angepasst werden.

Probieren Sie mehrere Sportarten aus

Radfahren, Schwimmen, Joggen, Hanteltraining ... Wer an Sport denkt, der oder dem fallen die genannten Sportarten wohl zuallererst ein. Viele Menschen fühlen sich damit wohl und haben Spaß beim Joggen oder im Fitnessstudio. Das gilt aber eben nicht für alle. Zum Glück gibt es eine große Auswahl an unterschiedlichen Methoden, sowohl die Ausdauer als auch unsere Muskelkraft zu trainieren.

Entsprechend eventueller Richtlinien von Ihrer Ärztin oder Ihrem Physiotherapeuten können Sie sich also gezielt auf die Suche nach einer Sportart machen, die Ihnen gut tut. Probieren Sie dabei so lange Neues aus, bis Sie etwas gefunden haben, das Sie richtig gern machen. Natürlich könnten Sie sich auch mehrmals die Woche zum Sport zwingen. Schöner ist es aber, wenn Sie das Training mit einem Lächeln auf dem Gesicht beginnen.

Stellen Sie sich auf der Suche nach einer Sportart folgende Fragen:

- Möchte ich allein trainieren, in einer Gruppe oder gar Teil einer Mannschaft werden?
- Mache ich lieber zu Hause, im Freien oder im Fitnessstudio Sport?
- Welche Sportarten haben mir als Kind und im Teeniealter Spaß gemacht? Falls Sie auf dem Schulhof immer die erste im Fußballtor waren oder beim Tanzkurs aufgeblüht sind, kann das ein deutlicher Hinweis auf eine potentielle Lieblingssportart sein.
- Möchte ich mich richtig auspowern oder lieber gemütlich starten?
- Wann habe ich wie lange Zeit zum Training? Sollten Sie nur eine Viertelstunde am Tag zur Verfügung haben, ist hochintensives Intervalltraining vielleicht besser für Sie geeignet als Schwimmen. Aber Vorsicht: Beantworten Sie die Frage ehrlich und lassen Sie nicht Ihren inneren Schweinehund zu Wort kommen.

Gerade Anfängerinnen und Anfänger fühlen sich in einem Sportkurs manchmal nicht wohl und möchten deshalb erst einmal allein für sich trainieren. Bei YouTube gibt es eine große Auswahl an Videoanleitungen für verschiedenste Sportarten in unterschiedlichen Schwierigkeitsgraden. Vom sanften Bewegungs- und Stabilitätstraining bis hin zu superintensiven Einheiten.

Sorgen Sie für das richtige »Drumherum«

Nun haben Sie sich für eine Sportart entschieden, aber Ihr Alltag kommt Ihnen in die Quere? Dann müssen Sie diesen eben überlisten. Wenn Sie die Sporttasche bereits morgens packen, können Sie abends nach Feierabend direkt zum Training. Sie würden ja gern joggen gehen, aber haben nicht die richtigen Schuhe? Dann improvisieren Sie zunächst oder schauen Sie in einem Geschäft oder online nach einem passenden Paar.

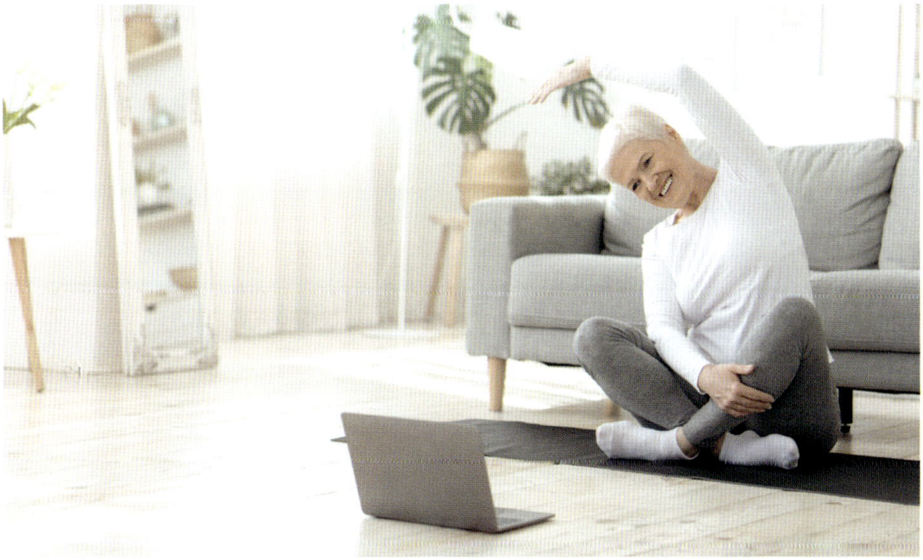

Je einfacher wir es uns machen, desto eher bleiben wir am Ball. Dazu gehört auch die richtige Ausrüstung. Selbst wenn es oberflächlich klingt: Optisch ansprechende Sportkleidung und eine angenehme Umgebung helfen uns dabei, uns beim Training wohl zu fühlen.

Etablieren Sie eine Routine

Wenn Sie nicht zwingend allein trainieren wollen, dann verabreden Sie sich fest mit Ihren Mitstreiterinnen und Mitstreitern. Eine lose vereinbarte Trainingssession lässt sich mit weniger schlechtem Gewissen verschieben als ein regelmäßiger Termin.

Wer einen Plan hat, hat den inneren Schweinehund besser im Griff. Vereinbaren Sie (mit anderen oder mit sich selbst) feste Trainingszeiten. Machen Sie einen Plan: Was trainiere ich wann, wo, wie intensiv, wie lange?

Je regelmäßiger Sie Sport treiben, desto schneller gewöhnen sich Ihr Körper und Ihr Geist daran. Haben Sie dabei Geduld mit sich: Neue Routinen zu etablieren kann mehrere Wochen oder gar Monate dauern.

Halten Sie Ihr Ziel fest im Blick

Mit Zielen sind hier keine gelaufenen Kilometer oder gestemmten Kilos gemeint, sondern etwas viel Wichtigeres: Ihre Gesundheit. Wenn Sie diesen Ratgeber lesen und auf dessen Anregung hin mit Sport beginnen, dann vermutlich, um Ihre Nieren zu schützen.

Angst ist allerdings ein schlechter Motivator. Daher ist es wichtig, Ziele positiv formulieren. »Ich gehe joggen, damit ich nicht an die Dialyse muss« wird besser zu »Ich gehe joggen, um meine Gesundheit und Lebensqualität zu erhalten/zu verbessern«.

Hören Sie auf Ihren Körper

Ja, beim Sport geht es auch darum, Grenzen zu überwinden. Das kann mit Muskelkater einhergehen. Auch leichte Müdigkeit nach dem Training ist okay und normal.

Fühlen Sie sich nach dem Sport aber richtig schlecht, unwohl, haben Sie Schmerzen und/oder den Eindruck, das Training tut Ihnen nicht gut, dann hören Sie auf die Weisheit Ihres Körpers. Überlegen Sie, woran es liegt. Haben Sie zu viel von sich verlangt oder ist die Sportart vielleicht einfach nicht für Sie geeignet?

Blutdruck im Normbereich

Wir alle kennen den Begriff Bluthochdruck, haben aber meistens keine konkrete Vorstellung davon, was er eigentlich wirklich bedeutet. Der Blutdruck gibt an, mit welchem Druck das Blut durch unsere Gefäße strömt. Er wird mit zwei Werten angegeben: dem systolischen und dem diastolischen. Wird der Blutdruck 120:80 mmHg* gemessen, bedeutet das: Während eines Herzschlags (Systole) beträgt er 120 mmHg, zwischen zwei Herzschlägen 80 mmHg.

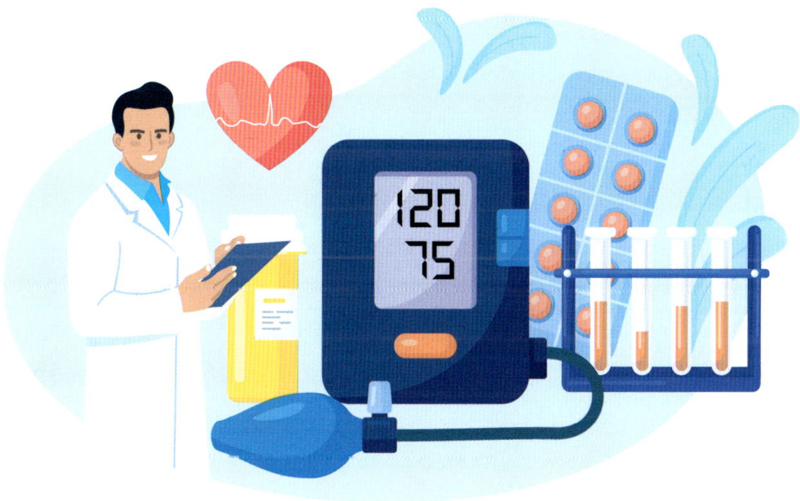

Für einen optimalen Blutdruck gilt der genannte Wert von 120:80 mmHg als Obergrenze. Bis 129:84 mmHg ist von »normalem«, bis 139:89 mmHg von »hochnormalem« Blutdruck die Rede. Im Klartext: Solange bei einem Menschen keine zusätzlichen Risikofaktoren vorliegen, sollte der Blutdruck maximal 139:89 mmHg betragen.

Was darüber liegt, gilt als Bluthochdruck, in der Fachsprache Hypertonie genannt. Hier gibt es noch weitere Abstufungen von Grad 1 bis 3. Liegt der Wert mal kurz im erhöhten Bereich, etwa in einer Stresssituation oder bei Anstrengung, ist das nicht weiter tragisch, solange er nicht extrem hohe Werte erreicht. Auf Dauer sollte

* Die Druckeinheit mmHg wird auch als Millimeter-Quecksilbersäule bezeichnet und gibt in der Medizin den Druck von Körperflüssigkeiten an.

jedoch ein Blutdruck im Normbereich angestrebt werden. Ist der Blutdruck dauerhaft erhöht, kann das – wie Sie bereits wissen – die Nieren schädigen. Es gibt aber noch zahlreiche andere mögliche Folgeerkrankungen. Dazu gehören Schlaganfall, Herzinfarkt und Herzinsuffizienz.

Zwischen 90 und 95 von 100 Menschen mit Bluthochdruck sind von der sogenannten primären Hypertonie betroffen. Die sekundäre macht mit fünf bis zehn von 100 nur einen kleinen Teil aus. Während es für die sekundäre Hypertonie eine konkrete Ursache gibt – etwa das Schlafapnoesyndrom mit nächtlichen Atemaussetzern, eine Schilddrüsenerkrankung, bestimmte Medikamente, eine Schwangerschaft oder eben eine Nierenerkrankung –, spielen bei der primären Form mehrere diffuse Faktoren eine Rolle.

Oft tritt die primäre Hypertonie familiär gehäuft auf, sodass erbliche Ursachen möglich sind. Hinzu kommen als potentielle Ursachen Übergewicht, Bewegungsmangel, erhöhter Alkoholkonsum, Bewegungsmangel, psychischer Stress, Rauchen und eine salzreiche Ernährung. Zudem kann Bluthochdruck als Nebenwirkung verschiedener Medikamente auftreten.

In der Regel verursacht Hypertonie keine Beschwerden. Manche Betroffenen leiden jedoch beispielsweise unter Schwindel, morgendlichem Kopfschmerz oder Kurzatmigkeit bei Belastung. So ist Bluthochdruck genau wie Nierenerkrankungen oft ein Zufallsbefund beim ärztlichen Check-up.

Je nachdem, ob weitere Risikofaktoren vorliegen – etwa Diabetes oder eine Herzerkrankung – rät die Ärztin oder der Arzt nun »nur« zu Veränderungen des Lebensstils oder verschreibt zusätzlich Medikamente. Wichtig: Die Medikamente ergänzen die Lebensstilveränderungen, sie ersetzen sie nicht. Welcher Blutdruck als Behandlungsziel definiert wird, hängt von verschiedenen Faktoren ab. Dies entscheidet die Ärztin oder der Arzt individuell. Ändern Sie bitte nie die Dosis Ihrer Blutdruck- oder anderer Medikamente, ohne Rücksprache mit Ihrer Ärztin oder Ihrem Arzt zu halten.

Besonders für Nierenkranke ist ein ausreichend niedriger Blutdruck essentiell, da eine enge Wechselwirkung besteht. Ist der Blutdruck über Jahre erhöht, schädigt das die Gefäße der Nieren und kann zur Insuffizienz bis hin zum Nierenversagen führen. Ein gesunder Blutdruck schützt daher die Nieren und verlangsamt das Fortschreiten von Nierenerkrankungen. Gleichzeitig lässt fast jede Nierenerkrankung den Blutdruck ansteigen. Eine engmaschige Betreuung durch Fachleute ist also entscheidend.

Übrigens: Wenn Ihr Blutdruck in der ärztlichen Praxis zu hoch ist, muss das nicht zwingend auf dauerhaft erhöhte Werte hindeuten. Manche Menschen leiden schlicht unter der sogenannten »Weißkittelhypertonie«. Sie sind beim Besuch bei der Ärztin oder dem Arzt aufgeregt oder angespannt, haben vielleicht sogar Angst vor der dortigen Messung, sodass der Blutdruck in die Höhe steigt. Werden in der ärztlichen Praxis also erhöhte Werte gemessen, sollte kontrolliert werden, ob es sich um einen Dauerzustand handelt.

Dazu kann eine Langzeitblutdruckmessung angeordnet werden, bei der Sie für 24 Stunden ein Blutdruckmessgerät tragen, das regelmäßig misst. Diese Untersuchungsmethode hat den Vorteil, dass sie den Blutdruck in verschiedenen alltäglichen Situationen protokolliert. Alternativ dazu können Sie Ihren Blutdruck auch selbst mit einem eigenen Gerät für zu Hause kontrollieren. Das ist vor allem dann wichtig, wenn Ihre Blutdruckmedikation neu eingestellt oder umgestellt wird.

Folgende Ratschläge sollen Ihnen dabei helfen, Ihren Blutdruck auf natürliche Weise im Normbereich zu halten. Sprechen Sie aber vorher mit Ihrer Ärztin oder Ihrem Arzt darüber, ob die Maßnahmen für Sie geeignet sind:

- Hören Sie auf zu rauchen. Ab Seite 45 finden Sie Tipps dazu.

- Halten Sie Normalgewicht bzw. reduzieren Sie eventuell Übergewicht. Falls Sie bereits unter einer Niereninsuffizienz oder einer anderen Erkrankung der Nieren leiden, stellen Sie Ihre Ernährung bitte nur nach Rücksprache mit Ihrer Ärztin oder Ihrem Diätassistenten um.

- Bewegen Sie sich regelmäßig. Bei hohem Blutdruck ist vor allem sanftes und schonendes Ausdauertraining geeignet. Kraft- und Leistungssport belasten nicht nur die Nieren, sondern treiben während des Trainings auch den Blutdruck in die Höhe. Bei bereits erhöhten Grundwerten wäre das nicht gesundheitsförderlich. Idealerweise bewegen Sie sich an mindestens fünf Tagen in der Woche mindestens eine halbe Stunde lang. Das muss nicht immer eine Joggingrunde sein. Ein strammer Spaziergang tut es auch.

- Trinken Sie wenig Alkohol. Wie viel Alkohol zu viel ist, hängt von zahlreichen Faktoren ab, etwa dem Geschlecht und dem Körpergewicht. Als Faustregel gilt: Frauen sollten maximal 10 bis 20 Gramm Alkohol pro Tag zu sich nehmen, Männer 20 bis 30. Zum Vergleich: Eine 0,33-Liter-Flasche Bier enthält fast 13 Gramm Alkohol.

- Nehmen Sie maximal sechs Gramm Kochsalz am Tag zu sich. Weitere Informationen zu diesem Thema erhalten Sie ab Seite 63.

- Senken Sie Ihr Stresslevel – mehr dazu im folgenden Abschnitt.

Reduzieren Sie Stress

Stress ist eine natürliche Reaktion unseres Körpers auf eine Situation, die wir als bedrohlich empfinden. Er soll uns kurzfristig dazu in die Lage versetzen, zu kämpfen oder zu fliehen. Diese Aktionen sollen die Gefahrensituation abwehren – und gleichzeitig wird der Stress dabei wieder abgebaut.

In unserem modernen Lebensstil ist das aber nicht so einfach. Geldsorgen und Streit mit dem Vermieter können – und sollten – wir nicht durch körperliche Auseinandersetzungen oder Wegrennen beenden. Im Gegenteil: Belastende Situationen bleiben manchmal sogar über Jahre bestehen. Immer mehr Stresshormone fluten unseren Organismus. Das kann zu einer ganzen Reihe gesundheitlicher Probleme führen, darunter auch Bluthochdruck und somit – Sie ahnen es schon – Niereninsuffizienz.

Forschende aus Boston haben sogar herausgefunden, dass die körperliche Leistungsfähigkeit[5] und sogar die Lebenserwartung[6] von Dialyse-Patientinnen und -Patienten höher sind, wenn diese bei guter psychischer Gesundheit sind.

Glücklicherweise gibt es eine vielfältige Auswahl an Entspannungsmethoden, die Ihnen dabei helfen können, Ihr Stresslevel zu senken. Fachleute empfehlen vor allem die Muskelrelaxation nach Jacobson, bei der Sie alle wichtigen Muskelgruppen zunächst an- und dann wieder entspannen. Probieren Sie wie beim Sport ruhig verschiedene Methoden aus, bis Sie etwas gefunden haben, das Ihnen gut tut.

Blutzucker im Normbereich

Wie bereits im Kapitel über Nierenerkrankungen besprochen, kann die diabetische Nephropathie (Seite 19) eine Spätfolge der »Zuckerkrankheit« sein. Besonders gefährdet sind Betroffene, deren Blutzucker nicht gut eingestellt ist. Sorgen Sie daher dafür, dass Ihr Blutzucker regelmäßig im Normbereich ist.

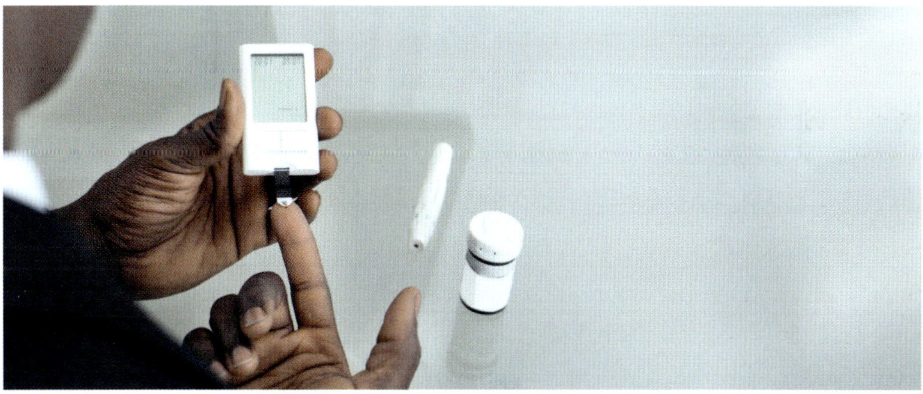

An dieser Stelle darauf einzugehen, wie Diabetes-Betroffene ihren Blutzuckerspiegel möglichst konstant niedrig halten können, würde leider zu weit führen. Der Orbisana-Ratgeber »Das Diabetes-Programm« von Simone Fischer und Wolfgang Link informiert Sie umfassend über alles, was Sie zum Thema Diabetes wissen müssen.

Halten Sie Normalgewicht

Übergewicht erhöht das Risiko für Bluthochdruck (Seite 53) und Diabetes – und damit auch für Nierenerkrankungen. Daher ist es für die Prävention von Niereninsuffizienz wichtig, dass Sie Normalgewicht halten oder eventuell vorhandenes Übergewicht abbauen.[7]

Es gibt Hinweise aus der Forschung, dass sich eine Gewichtsreduktion bei bereits bestehender Niereninsuffizienz auch positiv auf den Krankheitsverlauf auswirken kann.[8] In diesem Fall ist vor Beginn der Gewichtsabnahme jedoch zwingend ärztlicher Rat einzuholen.

Allgemein wird dazu geraten, auf Eiweiß als Energiequelle zu setzen, um Gewicht zu verlieren. Das ist für Nierenkranke jedoch nicht empfehlenswert. Ihre Ärztin oder Ihr Diätassistent können Ihnen dabei helfen »trotz« Niereninsuffizienz abzunehmen.

Personen ohne entsprechende Vorerkrankung können sich mit dem Orbisana-Ratgeber »Abnehmen am Bauch« von Sarah Schocke darüber informieren, wie sie auf gesunde Weise Gewicht verlieren können.

Trinken Sie ausreichend

Gesunde Erwachsene sollten mindestens eineinhalb Liter Flüssigkeit pro Tag zu sich nehmen. Doch Vorsicht: Nicht alles, was flüssig ist, gilt hier als Flüssigkeit. Getränke, in denen zu viele andere Stoffe gelöst sind, werden vom Körper nicht als Wasser, sondern als Speise verstoffwechselt. Dazu gehören etwa die ohnehin sehr ungesunden Softdrinks.

Nierenkranke benötigen eine ärztliche Empfehlung bezüglich der Trinkmenge. Außerdem sollten Mineralwässer, die viel Hydrogencarbonat enthalten, grundsätzlich nur nach ärztlichem Rat zugeführt werden.

Hartnäckig hält sich der Mythos, eine erhöhte Trinkmenge »spüle« die Nieren. Im Rahmen einer wissenschaftlichen Studie zeigten sich keine Hinweise darauf, dass Personen mit Niereninsuffizienz signifikant davon profitieren, wenn sie mehr trinken.[9]

Nehmen Sie wenig Schmerzmittel

Zahlreiche verschiedene Wirkstoffe können sich negativ auf unsere Nieren auswirken. Dazu gehören etwa bestimmte Antibiotika, Virostatika, Entwässerungsmittel, Cholesterinsenker, Psychopharmaka, Immunsuppressiva sowie Zytostatika, die vorwiegend in der Krebstherapie eingesetzt werden. Diese Medikamente sind verschreibungspflichtig und sollten nur nach einer sorgfältigen Abwägung von Nutzen und Risiken eingesetzt werden.

Eine Sonderrolle unter den Medikamenten, die die Nieren schädigen können, nehmen Schmerzmittel ein: Viele Wirkstoffgruppen sind frei verkäuflich und können so auch ohne ärztlichen Rat eingenommen werden.

Grundsätzlich spricht auch nichts dagegen. Wenn Sie hin und wieder Kopfschmerzen haben oder unter einem akuten Hexenschuss leiden, können Schmerzmittel sinnvolle Helfer sein. Ein regelmäßiger Gebrauch sollte jedoch nur nach Rücksprache mit der Ärztin oder dem Arzt erfolgen. Langfristig können Schmerzmittel nämlich die Durchblutung der Nieren verschlechtern und auch direkt das Nierengewebe schädigen. Insbesondere Personen mit Niereninsuffizienz sollten beim Gebrauch von nicht-verschreibungspflichtigen Schmerzmitteln daher vorsichtig sein.[10]

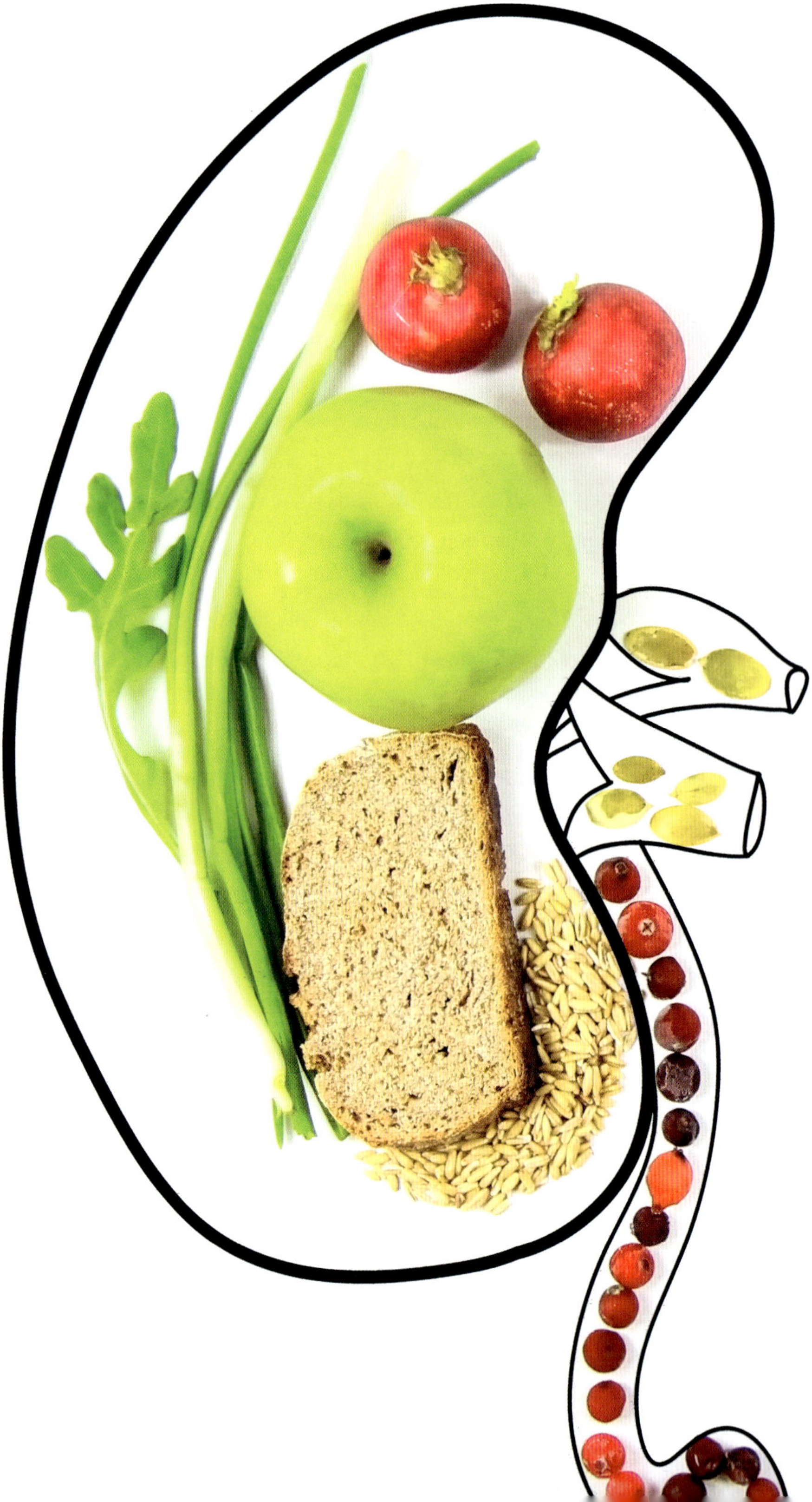

Ernährung bei Nierenerkrankungen

Der entscheidende Faktor bei einer beginnenden Niereninsuffizienz ist eine nierengesunde Ernährung. Die Anforderungen an eine solche Ernährungsweise betrachten wir im Folgenden.

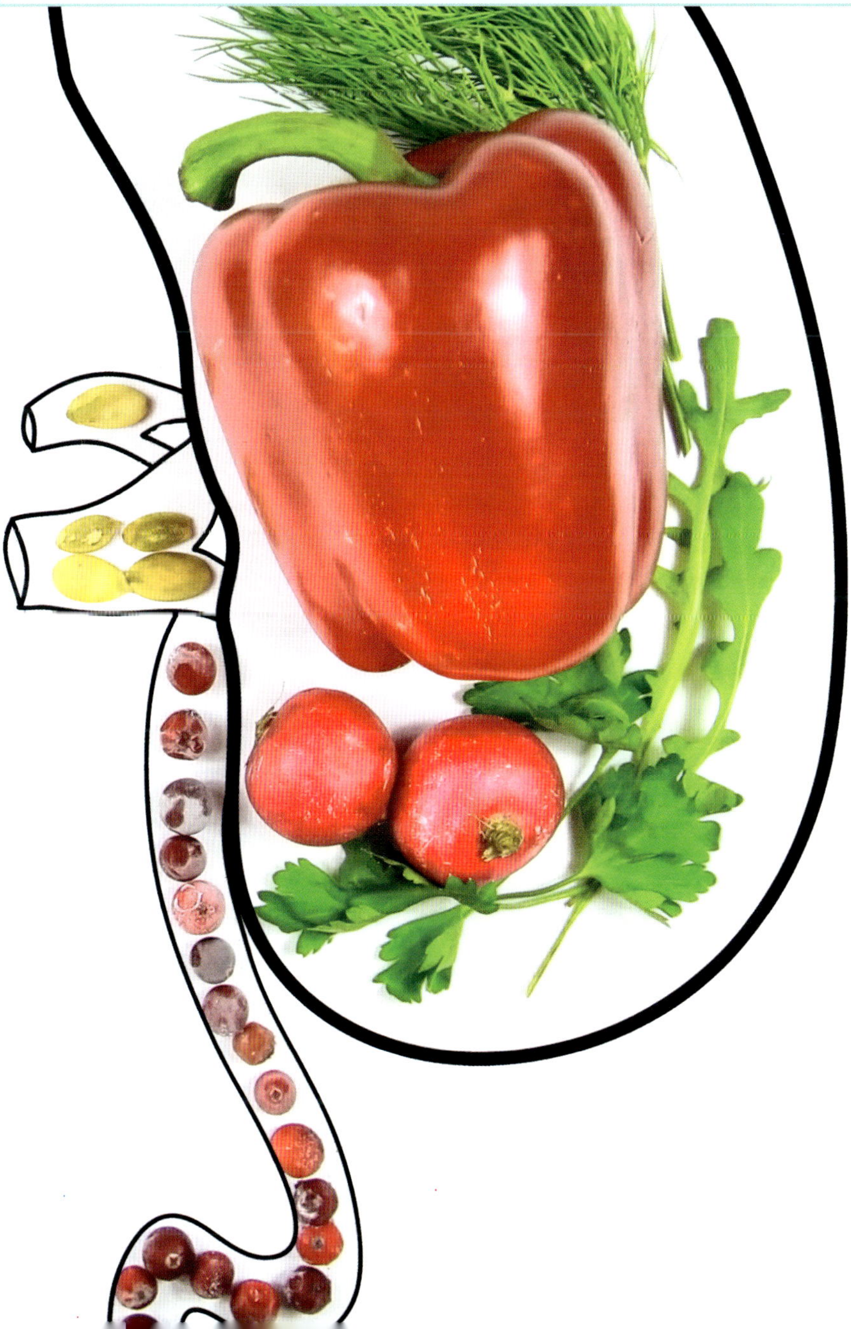

Noch einmal etwas ganz Wichtiges vorweg: Dieser Ratgeber enthält allgemeine Empfehlungen, die für die meisten Nierenkranken gelten, aber nicht zwingend für alle. Nierenerkrankungen erfordern eine sehr individuelle Behandlung und Ernährung. Holen Sie daher bitte unbedingt ärztlichen Rat ein, ehe Sie einen der Tipps in diesem Kapitel umsetzen. Nutzen Sie die Informationen aber gern als Grundlage für das nächste Gespräch mit Ihrer Diätassistentin oder Ihrem Arzt. Gut informierte Betroffene können dann besonders von der Beratung profitieren.

Leider gibt es nach heutigem Wissensstand keine Ernährungsweise, die auf direktem Weg einer Niereninsuffizienz und anderen Nierenerkrankungen vorbeugt. Allerdings lässt sich – wie Sie bereits wissen – mit einer allgemein gesunden Ernährungsweise und einem Normalgewicht Risikofaktoren wie Diabetes und Bluthochdruck vorbeugen.

Bei einer bestehenden Niereninsuffizienz hängt die Gesundheit der beiden bohnenförmigen Organe aber plötzlich stark von der Ernährung ab. Das Behandlungsziel, das Fortschreiten der Insuffizienz zu verlangsamen, kann nur erreichen, wer auf die Ernährung achtet.

Generell sollte eine nierengesunde Ernährungsweise reich an Obst und Gemüse sein. Nüsse, Fisch, fettarmes Fleisch und fettarme Milchprodukte dürfen ebenfalls gern regelmäßig auf dem Speiseplan stehen.

Sonderfall: Bei einer Neigung zu Nierensteinen empfiehlt sich eine vegetarische oder zumindest fleischarme Ernährungsweise. Die Trinkmenge sollte mindestens zwei Liter pro Tag betragen.

Auf den ersten Blick mag es erscheinen, als müssten Sie ab sofort nicht nur auf vieles achten, sondern auch auf vieles verzichten. Sie werden aber schnell erkennen, dass auch bei einer nierengesunden Ernährungsweise der Genuss nicht zu kurz kommt. Die Rezepte im zweiten Teil dieses Ratgebers helfen Ihnen bei einem Start in die neue – und durchaus genussvolle – Ernährungsweise.

Wenig Kochsalz

Nierenkranke, die ihre Kochsalzaufnahme reduzieren, haben wissenschaftlichen Studien zufolge einen niedrigeren Blutdruck und scheiden weniger Eiweiß mit dem Urin aus.[11,12] Allerdings fanden Forschende heraus, dass viele Betroffene zumindest auf lange Sicht dennoch häufiger zum Salzstreuer greifen.[13]

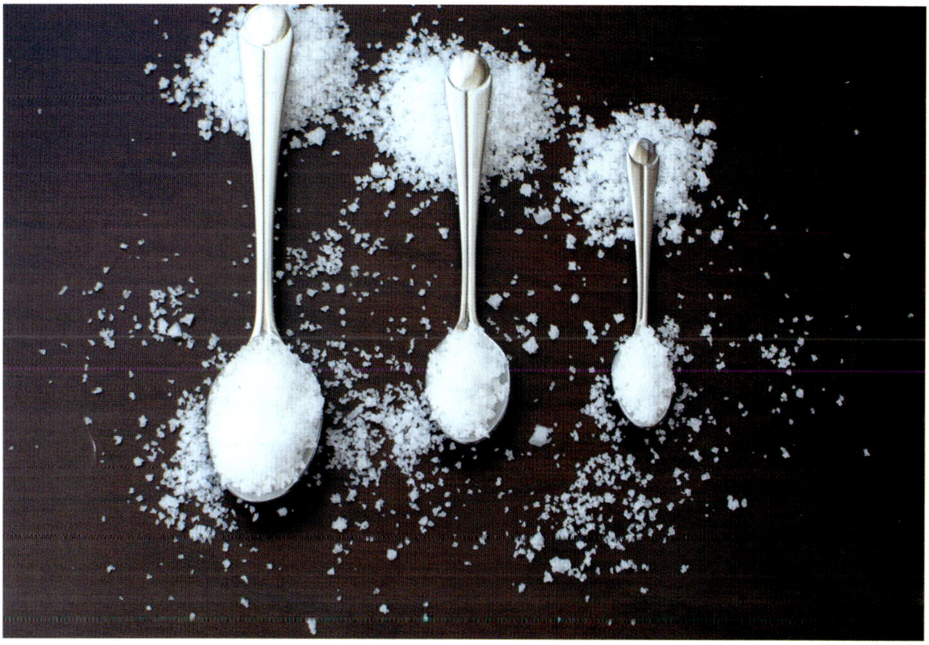

In der Regel nehmen Menschen in Deutschland täglich zwischen 10 und 15 Gramm Kochsalz mit der Nahrung auf. Bei Niereninsuffizienz raten die meisten Fachleute jedoch zu einem deutlich geringeren Wert: Nicht mehr als fünf bis sechs Gramm pro Tag sollten es sein.

Davon können sogar Personen mit intakter Nierenfunktion profitieren, wie eine britische Studie zeigte. Die Forschenden fanden heraus, dass eine moderate Reduktion des Salzkonsums auch bei gesunden Menschen den Blutdruck senkt und die Plasma-Renin-Aktivität erhöht.[14] Diese zeigt an, wie gut das Renin-Angiotensin-System arbeitet, mit dem die Nieren den Flüssigkeits- und Elektrolythaushalt und damit auch den Blutdruck regulieren. Zu dem gleichen Ergebnis kam auch eine Meta-Analyse verschiedener Studien durch italienische Wissenschaftlerinnen und Wissenschaftler.[15]

Manche Hypertonie-Betroffene sind besonders empfindlich, was die Wirkung von Kochsalz auf den Blutdruck angeht. Gerade für sie lohnt sich also, die Salzzufuhr zu reduzieren. Normalerweise sinkt der Blutdruck während des Nachtschlafs leicht ab. Bei Menschen mit der genannten besonderen Empfindlichkeit für Salz sowie bei Personen, deren Bluthochdruck auf eine Nierenerkrankung zurückzuführen ist, bleibt dieser Effekt jedoch aus. Das belastet auf Dauer sowohl die Nieren als auch das Herz-Kreislauf-System.[16]

Eine große Rolle spielt dabei »verstecktes« Salz, das nicht aus dem heimischen Salzstreuer kommt, sondern bereits in verarbeiteten Speisen enthalten ist. Achten Sie daher auf die Zutatenliste und den Salzgehalt von Fertigprodukten, die Sie konsumieren.

Als Alternative zum Salz als Gewürz eignen sich Kräuter- oder Gewürzmischungen. Das im Handel erhältliche Diät-Salz bzw. Kochsalzersatz ist für Nierenkranke jedoch nicht geeignet. Es enthält viel zu viel Kalium (siehe Seite 74). Statt herkömmlicher Gemüsebrühe können Sie salzfreie verwenden.

Mit der Zeit gewöhnt sich unser Geschmackssinn auch an den geringeren Salzgehalt. Wenn Sie nach ein paar Wochen noch einmal eine so stark gesalzene Speise probieren würden, wie Sie sie vor der Reduktion gegessen hätten, wird sie Ihnen sicherlich versalzen vorkommen.

Falls Sie mit anderen zusammen kochen oder essen, bitten Sie darum, dass ein Salzstreuer auf dem Tisch platziert wird, sodass alle individuell salzen können.

Geringe Phosphorzufuhr

Phosphor ist ein Mineralstoff, den der menschliche Organismus für den Aufbau von Knochen und Zähnen benötigt. Nierenkranke sollten jedoch darauf achten, nicht zu viel davon zu sich zu nehmen.

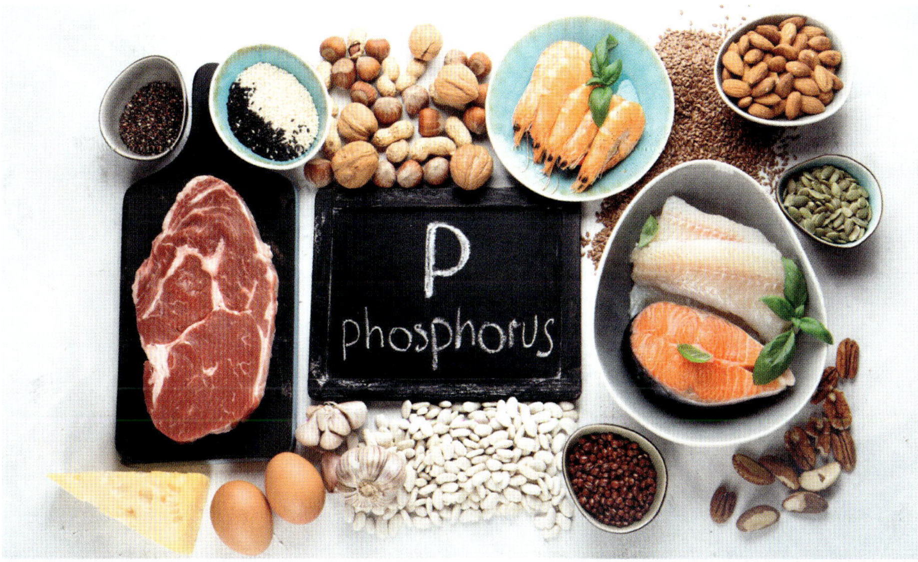

Phosphor aus der Nahrung wird im Darm aufgenommen. Nahezu alle aufgenommenen Phosphormoleküle werden im Körper dann mit Sauerstoff verbunden, sodass Phosphat entsteht. Der Überschuss an Phosphat wird bei Menschen mit normaler Nierenfunktion über den Urin ausgeschieden. Bereits bei einer beginnenden Insuffizienz sind die Nieren dazu jedoch nur noch eingeschränkt in der Lage. Deshalb kann auch der Phosphatspiegel im Blut ein Indikator für eine Nierenerkrankung sein.

Auch wenn unser Körper Phosphat benötigt, kann ein zu hoher Gehalt des Mineralstoffs im Blut zu schwerwiegenden gesundheitlichen Problemen führen. Dieser führt nämlich dazu, dass vermehrt Calcium aus den Knochen gelöst wird und es zu Ablagerungen in den Blutgefäßen kommt. Somit steigt nicht nur das Risiko für Osteoporose, sondern auch das für Herz-Kreislauf-Erkrankungen.

Wie viel Phosphor Sie mit der Nahrung aufnehmen dürfen, kann Ihnen Ihre Ärztin oder Ihr Diätassistent sagen. Dementsprechend können Sie mit ihrer Hilfe auch Ihren Speiseplan besprechen. Nahezu alle Lebensmittel enthalten Phosphor. Besonders große Mengen finden sich in Käse, generell in Milchprodukten, Cola, Fertiggerichten und Fast Food, Fleisch, Fisch und Nüssen.

In verarbeiteten Lebensmitteln kann Phosphor auch in Form von Zusatzstoffen enthalten sein. Die E-Nummern 338 bis 341, 343 sowie 450 bis 452 weisen entsprechende Zusatzstoffe aus. Zudem ist zu beachten: Phosphor aus pflanzlichen Quellen wird nur zu etwa einem Drittel im Darm aufgenommen, bei tierischen Phosphorquellen sind es zwei Drittel. Phosphor aus künstlichen Zusatzstoffen hingegen wird vollständig aufgenommen.

Da Sauerteig Phosphor aus den Verbindungen löst, in denen er im Getreide enthalten ist, ist Hefebrot bei Niereninsuffizienz oft die bessere Wahl. Phosphor ist wasserlöslich, daher können Sie dessen Gehalt in Obst und Gemüse reduzieren, indem Sie die Lebensmittel vor dem Verzehr bzw. der Zubereitung in Wasser einlegen. Bei diesem Prozess geht jedoch nicht nur Phosphor verloren, sondern auch wasserlösliche Vitamine.

Besprechen Sie bitte mit Ihrer Ärztin oder Ihrem Arzt, ob Sie aus diesem Grund ein oder mehrere Nahrungsergänzungsmittel einnehmen sollten. Kombipräparate mit einer Vielzahl an Vitalstoffen sind – nicht nur bei Niereninsuffizienz – ungeeignet, um einen konkreten Mangel auszugleichen. Sie enthalten oft viel zu hohe Dosen an Vitalstoffen, die Sie unter Umständen gar nicht benötigen. Gerade bei Nierenkranken kann das gefährliche Folgen haben.

Diätetische Maßnahmen reichen leider nicht immer aus, um den Phosphatspiegel in den Griff zu bekommen. In solchen Fällen verordnet die Ärztin oder der Arzt einen sogenannten Phosphatbinder. Diese Medikamente binden den Phosphor im Verdauungstrakt, sodass er nicht vom Körper aufgenommen, sondern direkt wieder ausgeschieden wird. In der Regel werden Phosphatbinder zu den Mahlzeiten eingenommen.

Angemessene Eiweißzufuhr

Auch beim Eiweiß gilt: Halten Sie sich bitte an die Vorgaben Ihrer Ärztin oder Ihres Diätassistenten. Die Sie betreuende Fachperson ist dazu in der Lage, eine individuelle Empfehlung abzugeben. An diese Empfehlung sollten Sie sich halten, denn eine angepasste Eiweißzufuhr verlangsamt den Krankheitsverlauf bei Niereninsuffizienz.

Dialyse-Patientinnen und -Patienten hingegen sollten viel Eiweiß mit der Nahrung aufnehmen, da bei der »Blutwäsche« vermehrt Protein herausgefiltert wird. An sie richten sich die folgenden Tipps daher explizit nicht.

Eiweiß – auch Protein genannt – gehört genau wie Kohlenhydrate und Fett zu den sogenannten Makronährstoffen. Diese liefern dem Organismus Energie, um alle wichtigen Funktionen aufrechtzuerhalten. Doch den Proteinen kommt noch eine weitere wichtige Rolle zu: Sie liefern Aminosauren.

Eiweiße sind aus verschiedenen Bausteinen zusammengesetzt. Die einzelnen Bausteine werden Aminosäuren genannt. Nach heutigem Stand der Wissenschaft gibt es mehr als 100 verschiedene. Ungefähr 20 davon braucht unser Körper, um Haut- und Muskelgewebe zu bilden, aber auch für die Abwehr von Krankheitserregern. Einige der Aminosäuren, die wir benötigen, kann unser Organismus selbst bilden. Bei acht von ihnen ist das jedoch nicht möglich. Diese Aminosäuren werden essentiell genannt, weil wir sie zwingend mit der Nahrung aufnehmen müssen.

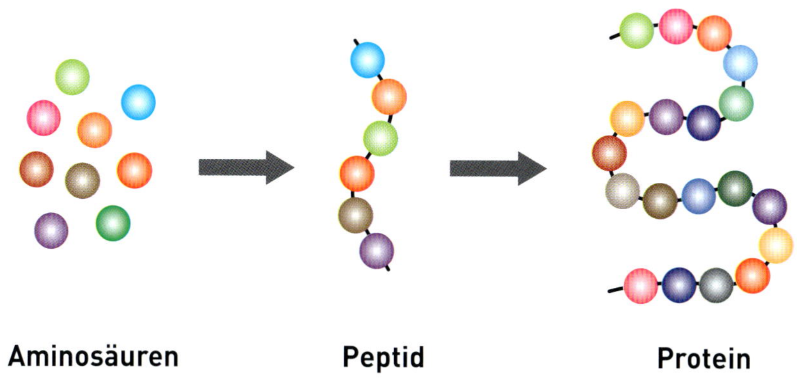

Gesunde Erwachsene benötigen 0,8 bis 1 Gramm Eiweiß pro Tag und Kilogramm Körpergewicht. Eine Erwachsene, die 70 Kilogramm wiegt, sollte also täglich zwischen 56 und 70 Gramm Eiweiß zu sich nehmen. Wir sind auf eine regelmäßige und ausreichende Eiweißzufuhr angewiesen. Anders als Kohlenhydrate und Fette kann unser Körper Eiweiß nämlich kaum speichern. Das machen sich auch zahlreiche Abnehm-Programme zunutze, etwa die Low Carb-Diät, bei der die Energiezufuhr vorwiegend über Eiweiß und gesunde Fette erfolgt.

Eine angemessene Eiweißzufuhr streng nach den Vorgaben Ihrer Ärztin oder Ihres Diätassistenten verlangsamt das Fortschreiten der Insuffizienz und verhindert gleichzeitig Mangelernährung. Eine Studie italienischer und kanadischer Forschender ergab, dass eine sehr geringe Eiweißzufuhr bei chronisch Nierenkranken jedoch nicht besser ist als eine moderate.[17]

Um sicherzugehen, dass Nierenkranke ausreichend essentielle Aminosäuren, aber insgesamt nicht zu viel Eiweiß zu sich nehmen, ist auf die sogenannte biologische Wertigkeit zu achten. Sie zeigt an, wie gut unser Körper das aufgenommene Eiweiß verwerten kann. Tierisches Eiweiß ist für den Menschen besser zu verarbeiten als pflanzliches. Allerdings enthalten tierische Eiweißquellen mehr Phosphat (Seite 65) sowie schwefelhaltige Aminosäuren. Letztere erhöhen die Säureausscheidung der Nieren.

Fachleute empfehlen daher, dass ein Drittel bis maximal die Hälfte der täglichen Proteinzufuhr in Form von tierischem Eiweiß erfolgen sollte. Werden mehrere verschiedene eiweißhaltige Lebensmittel in einer Mahlzeit kombiniert, erhöht das die biologische Wertigkeit. In Absprache mit Ihrer Ärztin oder Ihrem Ernährungsberater kann es für Sie auch sinnvoll sein, essentielle Aminosäuren in Form eines Nahrungsergänzungsmittels aufzunehmen.

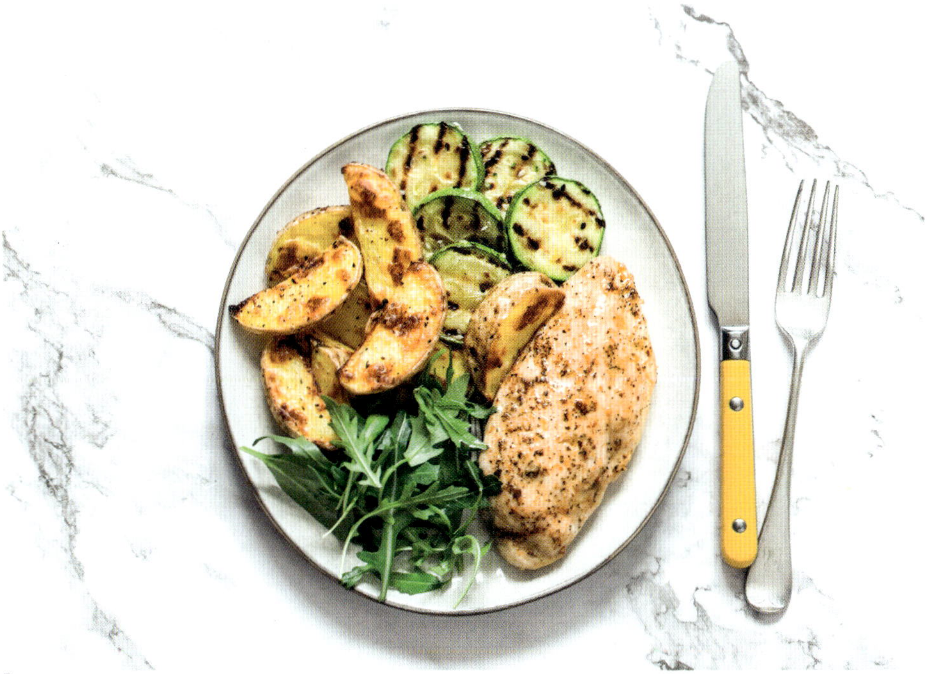

Fisch, Geflügel, Eier und Milchprodukte sind für Nierenkranke geeignetere Proteinquellen als rotes Fleisch, wie eine Studie aus Singapur und den USA ergab.[18] Pflanzliche Proteinquellen sind beispielsweise Sojaprodukte, Hülsenfrüchte, aber auch Getreide, Kartoffeln und Nüsse.

Vegetarische Ernährung bei Niereninsuffizienz?

Da der Konsum tierischer Eiweißlieferanten nicht nur positiv wirkt – Stichwort Phosphat und schwefelhaltige Aminosäuren –, diskutieren Fachleute darüber, ob bei Niereninsuffizienz eine vegetarische Ernährungsweise ratsam sein könnte. Erste Studienergebnisse deuten dies tatsächlich an. Um das abschließend beurteilen zu können, muss aber noch weiterführende Forschung betrieben werden. Zudem sind die Resultate nicht ganz eindeutig.

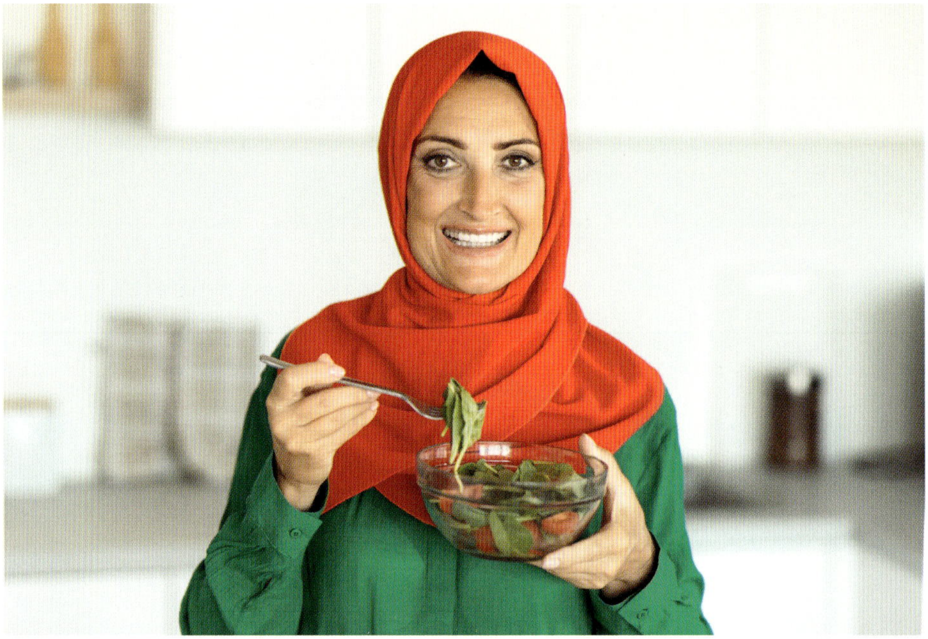

Dennoch gibt es Hinweise auf einen positiven Einfluss vegetarischer Ernährung auf die Nierengesundheit. So hat sich beispielsweise gezeigt, dass chronische Nierenerkrankungen bei Vegetarierinnen und Vegetariern seltener auftreten als bei Menschen, die Fleisch und Fisch konsumieren.[19]

Eine andere Studie ergab, dass Nierenkranke, die sich vegetarisch ernähren, einen niedrigeren Phosphatspiegel im Blut haben.[20] Sollten sich diese Ergebnisse in weiterführenden Untersuchungen bestätigen, so die Forschenden, sei Getreide als Eiweißlieferant für Nierenkranke besser geeignet als Fleisch.

Ein wissenschaftlicher Review aus Frankreich ergab, dass eine vegetarische Ernährungsweise bei Niereninsuffizienz nicht nur ungefährlich, sondern sogar förderlich ist.[21] Bei Menschen, die vegetarisch leben, liegen statistisch gesehen insgesamt weniger Risikofaktoren vor, sie nehmen etwa weniger Phosphat zu sich. Die Forschenden fanden heraus, dass eine pflanzenbasierte Ernährungsweise auch das Fortschreiten einer Niereninsuffizienz verlangsamen und das Sterberisiko Betroffener senken kann.

Forschende aus dem polnischen Lodz haben in ihrem Review herausgefunden, dass eine vegetarische Ernährungsweise Menschen mit Niereninsuffizienz mit allen notwendigen Nährstoffen versorgt und darüber hinaus zahlreiche gesundheitliche Vorteile bringt:[22] Sie senkt das Risiko für Herz-Kreislauf-Erkrankungen und beugt Komplikationen durch die Niereninsuffizienz vor.

Ob Sie sich vegetarisch ernähren möchten, ist nicht zuletzt auch eine ethische Frage. Wichtig ist, dass Sie sich mit Ihrer Ernährungsweise körperlich und seelisch wohlfühlen. Bei allen Ernährungsformen ist es wichtig, ausreichend zu planen, um sicherzugehen, dass Sie alle notwendigen Nährstoffe in ausreichender, aber nicht zu großer Menge aufnehmen. Wenden Sie sich an Ihre Ärztin oder Ihren Diätassistenten, um zu besprechen, welche Ernährungsform für Sie empfehlenswert ist. Gemeinsam können Sie dann einen Plan ausarbeiten, der Ihnen zusagt und gut für Ihre Gesundheit ist.

Intervallfasten bei Niereninsuffizienz?

In den letzten Jahren wurde Intervallfasten immer beliebter. Hier geht es nicht in erster Linie darum, was man isst, sondern wann. Je nach gewählter Form legen die Fastenden Esspausen von zwölf Stunden bis mehreren Tagen ein.

Wissenschaftliche Studien haben ergeben, dass Intervallfasten zahlreiche positive Auswirkungen auf unsere Gesundheit haben kann: Polnische Forschende haben ermittelt, dass Intervallfasten unter anderem den Blutdruck senken, Arteriosklerose entgegenwirken, zu einem normalen Körpergewicht beitragen und Diabetes vorbeugen kann.[23]

Damit kann Intervallfasten auch hilfreich dabei sein, einer Niereninsuffizienz vorzubeugen, da es Risikofaktoren eliminiert. Bei einer bereits bestehenden Nieren- sowie einigen weiteren Erkrankungen raten Fachleute jedoch dringend vom Intervallfasten ab.

Eine Studie aus Großbritannien beschäftigte sich mit den Auswirkungen des Nahrungsverzichts im Rahmen des islamischen Fastenmonats Ramadan auf Nierenkranke. Dabei ergab sich, dass Personen mit Nierenerkrankungen auf Intervallfasten verzichten sollten. Höchstens Betroffene im Anfangsstadium können fasten, wenn sie nicht darauf verzichten möchten. Dann ist aber eine engmaschige ärztliche Kontrolle dringend notwendig.[24]

Ausreichend Ballaststoffe

Ballaststoffe – das klingt nicht sonderlich gesundheitsförderlich, oder? Dabei sind Ballaststoffe äußerst wichtig für unsere Gesundheit. Den wenig schmeichelhaften Namen haben sie vor einer halben Ewigkeit bekommen. Da sie vom Körper kaum aufgenommen werden, hielt man sie früher für überflüssig, Ballast eben.

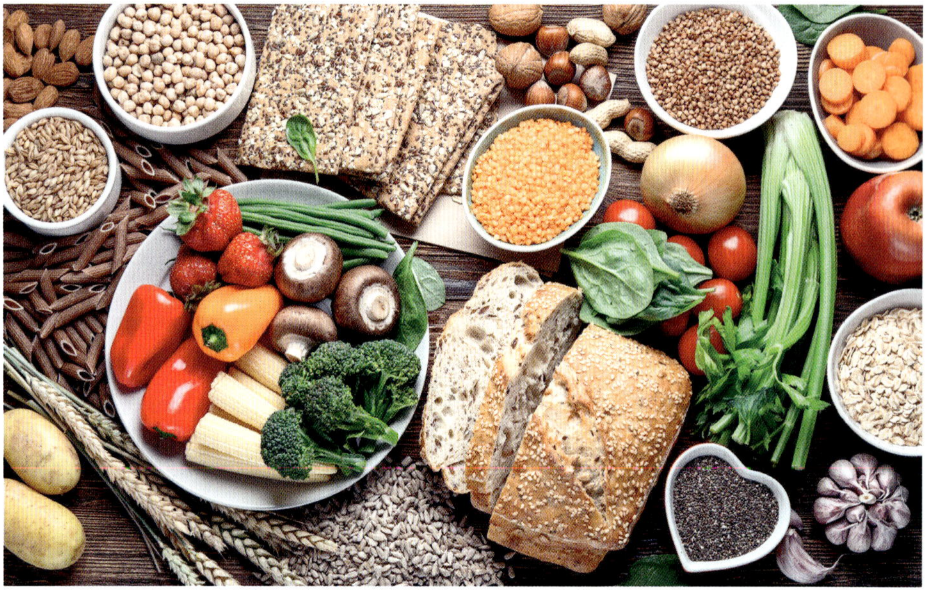

Das war jedoch ein Irrtum. Ballaststoffe sind besonders langkettige Kohlenhydrate, die satt machen, aber nicht dick. Obst, Gemüse, Vollkornprodukte und Hülsenfrüchte sind reich an Ballaststoffen. Es ist wissenschaftlich erwiesen, dass sich

Ballaststoffe positiv auf die Darmflora auswirken und damit das Risiko zahlreicher Erkrankungen senken.[25]

Sie regen die Verdauung an. Im Darm binden sie Schadstoffe und sorgen dafür, dass sie mit dem Kot ausgeschieden werden. Davon können auch Nierenkranke profitieren.

Diabetes-Betroffene sollten ebenfalls darauf achten, ausreichend Ballaststoffe mit der Nahrung aufzunehmen, wie eine wissenschaftliche Studie ergab.[26] Die Untersuchung zeigte, dass sich eine hohe Ballaststoffaufnahme positiv auf den Blutzucker- und Cholesterinspiegel, das Körpergewicht und entzündliche Prozesse bei den Testpersonen auswirkte. Sogar das Sterberisiko sank.

Iranische Forschende fanden heraus, dass eine ausreichende Aufnahme das Risiko für Nierenerkrankungen senken kann.[27] Als besonders förderlich stellten sich Ballaststoffe aus Gemüse und Hülsenfrüchten heraus. Wissenschaftliche Untersuchungen in Spanien zeigten, dass Ballaststoffe auch das Voranschreiten einer Niereninsuffizienz verlangsamen könnten.[28] Personen, die nicht genügend Ballaststoffe mit der Nahrung aufnehmen, können nach Rücksprache mit Ärztin oder Arzt gegebenenfalls auf ein entsprechendes Nahrungsergänzungsmittel zurückgreifen.

Für gesunde Erwachsene empfiehlt die Deutsche Gesellschaft für Ernährung e.V. etwa 30 Gramm Ballaststoffe pro Tag.[29] Welcher Richtwert für Sie gilt, kann Ihnen Ihre Ärztin oder Ihr Diätassistent sagen.

Genug Butyrat aufnehmen

Buty... was? Butyrat ist nicht gerade in aller Munde – sollte es aber durchaus sein, wenn man die gesundheitsförderliche Wirkung bedenkt. Butyrat ist ein Salz, also eine chemische Verbindung, der Buttersäure. Klingt erst mal nicht sonderlich gesund. Ist es aber!

Butyrat ist in Milchprodukten, natürlich vor allem in Butter, enthalten. Aber die Bakterien in einer gesunden Darmflora können auch selbst Butyrat herstellen. Etwa 20 Bakterienarten sind bekannt, die dazu in der Lage sind – vorausgesetzt, dass wir sie mit genügend Ballaststoffen »füttern«.

Bei Butyrat handelt es sich um eine kurzkettige Fettsäure – und das Lieblingsessen unserer Darmzellen. Da der Darm für unsere Gesundheit eine entscheidende Rolle spielt, kann ein dauerhafter Butyratmangel unangenehme Folgen haben.

Wissenschaftliche Forschungen haben ergeben, dass gerade für Nierenkranke eine ausreichende Versorgung mit Butyrat wichtig ist. So zeigte sich, dass neben entzündlichen Prozessen[30] auch ein schnelleres Voranschreiten von Niereninsuffizienz[30,31] die Folge eines Mangels an butyratproduzierenden Bakterien sein kann. Sind im Darm nicht genügend Bakterien, die den Stoff produzieren können, lohnt sich womöglich eine Nahrungsergänzung mit Butyrat. Ihre Ärztin oder Ihr Arzt weiß, ob das für Sie sinnvoll ist.

Kaliumaufnahme anpassen

Kalium ist ein Mineralstoff, der unter anderem für die Bewegungen von Muskeln, die Weiterleitung von Nervensignalen, den Wasserhaushalt und damit die Regulation des Blutdrucks wichtig ist. Da unser Herz ein Muskel ist, profitiert es gleich auf verschiedene Weisen von einem normalen Kaliumspiegel. Ist dieser zu hoch, kann es hingegen zu gefährlichen Herz-Rhythmus-Störungen kommen.

Die Ausscheidung von Kalium erfolgt über die Nieren. Bei einer leichten Insuffizienz funktioniert das noch relativ gut. Schreitet diese jedoch weiter fort, nimmt die Fähigkeit zur Kaliumausscheidung ab. Somit ist der Kaliumspiegel im Blut eine Möglichkeit, den Verlauf einer Nierenerkrankung zu kontrollieren.

Im fortgeschrittenen Stadium einer Niereninsuffizienz kann es nötig werden, die Kaliumaufnahme über die Nahrung zu reduzieren. Dies sollte aber nur nach ärztlicher Rücksprache und bei medizinischer Notwendigkeit erfolgen. Andernfalls kann der Kaliumspiegel zu stark absinken, was ebenfalls ungesund ist.

Forschende haben festgestellt, dass ein Blutkaliumspiegel von 4 bis 5 mEq/L bei Niereninsuffizienz ideal ist.[32] Dieser ist nicht nur abhängig von der Nierenfunktion und der Ernährungsweise, sondern auch von anderen Faktoren, etwa eingenommenen Medikamenten. Entwässerungs- sowie bestimmte Blutdruckmittel wirken sich auf den Blutkaliumspiegel aus.

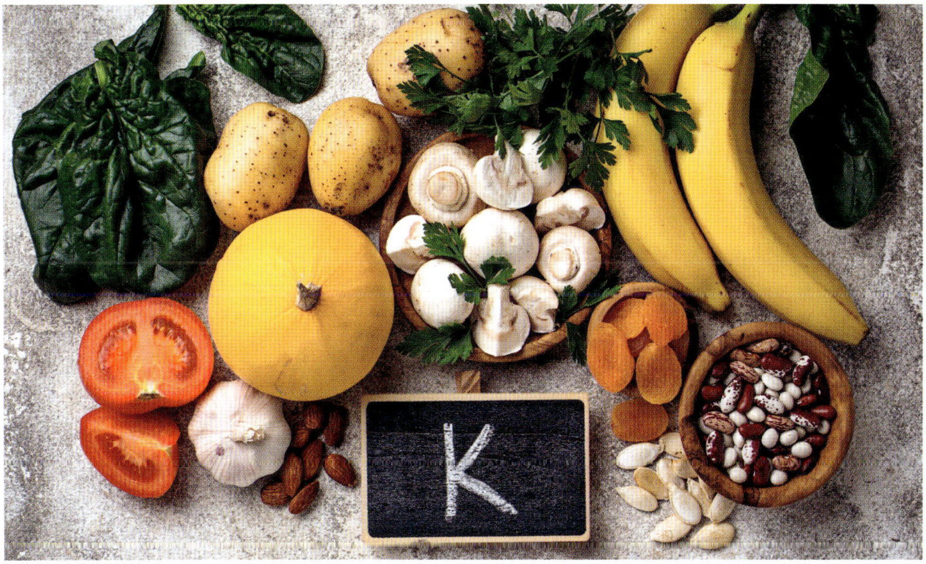

Kalium ist in Gemüse, Hülsenfrüchten, Obst, Getreideprodukten, Nüssen, Fruchtsäften sowie alkoholischen Getränken enthalten. Das bedeutet aber nicht, dass Nierenkranke diese Lebensmittel von ihrem Speiseplan streichen sollten. Lediglich Nüsse sollten ganz vom Speiseplan verschwinden, wenn Sie Ihre Kaliumaufnahme reduzieren müssen. Entscheidend ist, wie hoch der Gehalt des Mineralstoffs im jeweiligen Lebensmittel ist. Neben Nüssen gehören grünes Blattgemüse, Bananen, Avocados und Vollkornprodukte zu den besonders kaliumreichen Lebensmitteln.

Wasser entzieht den Lebensmitteln Kalium. Nehmen Sie bei der Zubereitung daher reichlich Kochwasser, das Sie danach nicht weiterverwenden sollten. Auch die

Flüssigkeit, die sich beim Auftauen von Tiefkühlprodukten bildet, sowie die Flüssigkeit in Konserven sollten Sie wegschütten. Konserven sind für Sie empfehlenswert, da die Lebensmittel längere Zeit in Flüssigkeit einliegen und ihnen so viel Kalium und auch Phosphor entzogen wird.

Stabiler Blutzucker

Der Blutzuckerspiegel ist davon abhängig, wie viele und welche Kohlenhydrate wir zu uns nehmen. Sie alle bestehen aus Zuckerketten, die im Verdauungstrakt aufgespalten werden und von dort ins Blut gelangen.

Besonders schnell geht das bei ganz kurzen Ketten, also bei dem, was wir umgangssprachlich unter »Zucker« verstehen. Der Zucker aus Süßigkeiten, Obst und Co. gelangt am schnellsten ins Blut, gefolgt von dem Zucker aus Weißmehlprodukten. Am längsten dauert es bei Vollkornprodukten.

Normalerweise ist unser Organismus dazu in der Lage, auch die Aufnahme von viel Zucker kurzfristig zu kompensieren. Bei Diabetes sind die körpereigenen Mechanismen, um Zucker vom Blut in die Zellen zu befördern, dazu nicht oder nicht ausreichend in der Lage: Der Zucker verbleibt im Blut. Ein langfristig zu hoher Blutzuckerspiegel kann schwerwiegende Folgen haben. Er kann etwa das Herz-Kreislauf-System belasten, zu Erblindung führen und auch diabetische Nephropathie (Seite 19) auslösen.

Je mehr kurzkettige Zucker wir zu uns nehmen, je mehr wir wiegen und je weniger wir uns bewegen, desto größer ist das Risiko, dass wir Diabetes bekommen oder sich eine bereits bestehende Diabetes-Erkrankung verschlechtert. Je länger die Erkrankung besteht und je schlechter der Blutzucker eingestellt ist, desto größer ist die Gefahr von Komplikationen.

Bei Diabetes ist in der Regel eine medikamentöse Behandlung notwendig. Doch auch die Ernährungsweise ist ein wichtiger Faktor, nicht nur in der Prävention, sondern ebenfalls bei der Therapie von Diabetes.

Neben der Auswahl der Lebensmittel spielt neuen wissenschaftlichen Erkenntnissen zufolge auch die Reihenfolge eine Rolle, in der diese verzehrt werden: Testpersonen, die im Rahmen einer einzigen Mahlzeit zuerst kohlenhydrathaltige Lebensmittel, dann Eiweiß und Gemüse verzehrt hatten, hatten anschließend einen instabileren Blutzucker als diejenigen, die zuerst Eiweiß und Gemüse, dann Kohlenhydrate gegessen hatten.[33]

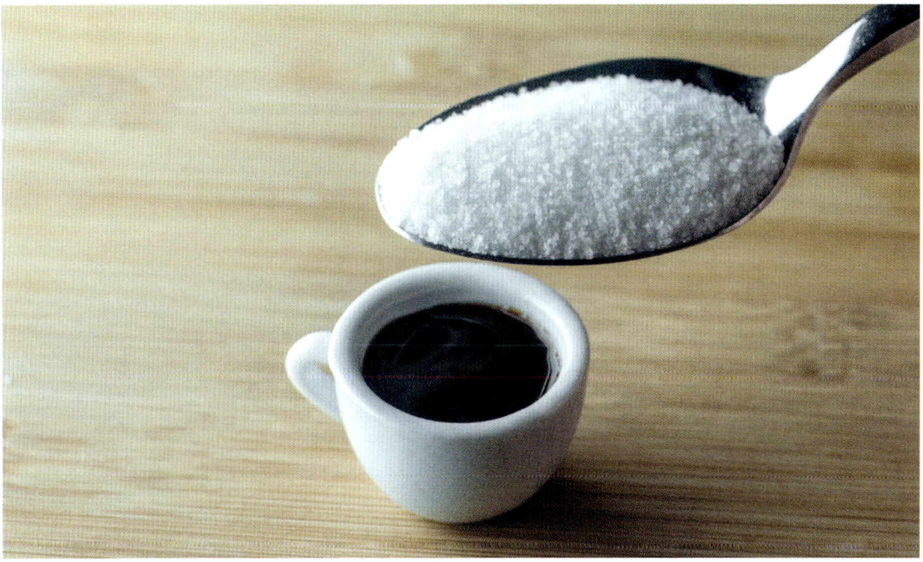

Es ist nicht immer einfach, die Ernährungsempfehlungen für Diabetes und Niereninsuffizienz unter einen Hut zu bekommen. Bei Diabetes sollten wenige Kohlenhydrate, bei Niereninsuffizienz nicht zu viele Proteine verzehrt werden. Diabetes-Betroffene sollten zu Vollkornprodukten greifen, die bei fortgeschrittener Niereninsuffizienz wegen ihres Kaliumgehalts nicht gut geeignet sind. Hier zeigt sich wieder, dass eine individuelle Betreuung von spezialisierten Fachleuten nötig ist.

Brauchen Nierenkranke Bikarbonat?

Wie Sie bereits wissen, gehört es zu den Aufgaben unserer Nieren, den Säure-Basen-Haushalt zu regulieren. Aber was bedeutet das eigentlich? Säuren und Basen sind chemische Stoffgruppen mit zum Teil gegensätzlichen Eigenschaften. Die Details sind an dieser Stelle gar nicht so wichtig. Wir müssen uns nur im Klaren darüber sein, dass Säuren und Basen im menschlichen Körper in etwa ausgeglichen sein sollten.

Blut-**pH**-Werte

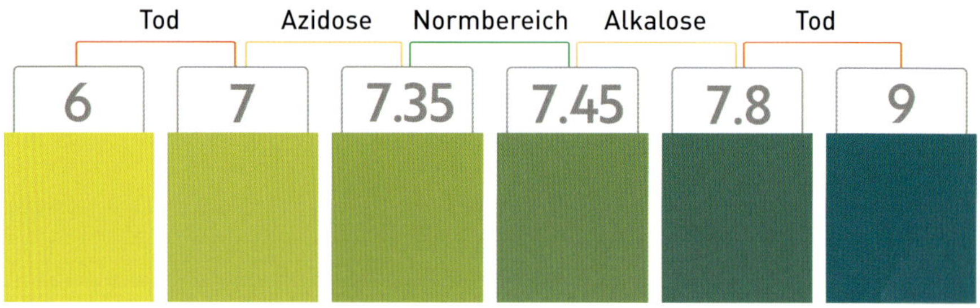

Es gibt bestimmte Bereiche, in denen ein Ungleichgewicht in Ordnung und sogar wichtig ist, etwa im Magen, wo ein sehr saures Milieu vorliegt. Für das Blut hingegen gilt ein eng gesteckter Normbereich: Sein pH-Wert sollte zwischen 7,35 und 7,45 liegen. Ein höherer pH-Wert zeigt an, dass zu viele Basen im Blut sind. Fachleute sprechen hier von einer Alkalose. Eine Azidose liegt vor, wenn der pH-Wert niedriger ist und somit zu viele Säuren vorhanden sind.

Bikarbonat wirkt basisch, kann also Säuren neutralisieren. Indem sie die Ausscheidung von Bikarbonat regulieren, beeinflussen die Nieren den Säure-Basen-Haushalt des Körpers. Bei Niereninsuffizienz ist dieser Mechanismus jedoch gestört. Es kann sowohl zu Azidose als auch Alkalose kommen. Deshalb kontrolliert Ihre Ärztin oder Ihr Arzt regelmäßig den pH-Wert Ihres Blutes.

Wissenschaftliche Studien haben gezeigt, dass eine rechtzeitig beginnende Nahrungsergänzung mit Bikarbonat das Fortschreiten einer Niereninsuffizienz verlangsamen kann.[34,35] Das ist auch über stark bikarbonathaltiges Mineralwasser möglich. Sprechen Sie mit Ihrer Ärztin oder Ihrem Arzt darüber, ob diese Therapieoption für Sie in Frage kommt.

Trinken Sie bitte nie ohne ärztliche Absprache Mineralwasser, das viel Bikarbonat enthält. Solche Mineralwasser sind als Medikament anzusehen und nicht für alle Nierenkranken gleichermaßen geeignet.

Nahrungsergänzung mit Vitamin D?

Unter den Vitaminen nimmt Vitamin D eine gewisse Sonderrolle ein. Anders als die anderen lebensnotwendigen Vitalstoffe müssen wir es nicht zwingend mit der Nahrung aufnehmen; unser Organismus kann es selbst bilden. Vitamin D erfüllt zahlreiche wichtige Funktionen, etwa bei der Mineralisierung unserer Knochen, für die Funktion unserer Zähne und Muskeln sowie des Immunsystems. Doch nur etwa zwei von fünf Erwachsenen in Deutschland sind optimal mit Vitamin D versorgt.[36]

Es gibt zwar Lebensmittel, die Vitamin D enthalten, etwa fettreichen Fisch und Eigelb. Um unseren täglichen Bedarf zu decken, müssten wir davon aber extrem große Mengen verzehren. Das sollte kein Problem sein, schließlich können wir es selbst bilden, oder?

Leider ist das nicht ganz so einfach. Um Vitamin D herstellen zu können, brauchen wir nämlich UV-Strahlung auf der Haut. In der kalten Jahreszeit ist davon in Mitteleuropa einfach nicht genug zu bekommen. Doch auch wenn es wärmer wird und die Sonne Kraft hat, klappt es nicht so recht mit der Vitamin D-Herstellung. Wir sind nicht lang genug in der Sonne, bedecken zu viel Haut mit Kleidung und/oder verwenden auch noch Sonnenschutzprodukte. Das ist natürlich wichtig, um Hautkrebs vorzubeugen, hemmt jedoch die Vitamin D-Produktion. Daher empfiehlt sich bei einem diagnostizierten Mangel in Absprache mit der Ärztin oder dem Arzt die Einnahme eines Nahrungsergänzungsmittels mit Vitamin D.

Ein internationales Team Forschender hat herausgefunden, dass davon auch Personen mit Niereninsuffizienz profitieren könnten: Ihre Studie ergab, dass eine Nahrungsergänzung mit Vitamin D bei den Testpersonen die Blutgefäße schützte.[37]

Fußnoten

1 Jia Xia, Lin Wang, Zhiheng Ma, Liping Zhong, Ying Wang, Yachan Gao, Liqun He, Xiao Su, Cigarette Smoking and chronic Kidney Disease in the general Population: A systematic Review and Meta-analysis of prospective Cohort Studies, Nephrology Dialysis Transplantation, Volume 32, Issue 3, March 2017, Pages 475–487, https://doi.org/10.1093/ndt/gfw452

2 Sangmi Lee, MD, Shinchan Kang, MD, Young Su Joo, MD, Changhyun Lee, MD, Ki Heon Nam, MD, Hae-Ryong Yun, MD, Jung Tak Park, MD, PhD, Tae Ik Chang, MD, PhD, Tae-Hyun Yoo, MD, PhD, Soo Wan Kim, MD, PhD, Kook-Hwan Oh, MD, PhD, Yeong Hoon Kim, MD, PhD, Sue K Park, MD, PhD, Shin-Wook Kang, MD, PhD, Kyu Hun Choi, MD, PhD, Curie Ahn, MD, PhD, Seung Hyeok Han, MD, PhD, Smoking, Smoking Cessation, and Progression of Chronic Kidney Disease: Results From KNOW-CKD Study, Nicotine & Tobacco Research, Volume 23, Issue 1, January 2021, Pages 92–98, https://doi.org/10.1093/ntr/ntaa071

3 Stein I. Hallan, Stephan R. Orth, Smoking is a risk factor in the progression to kidney failure, Kidney International, Volume 80, Issue 5, 2011, Pages 516-523, ISSN 0085-2538, https://doi.org/10.1038/ki.2011.157. (https://www.sciencedirect.com/science/article/pii/S0085253815550709)

4 Pelagia Koufaki, Sharlene Greenwood, Patricia Painter & Thomas Mercer (2015) The BASES Expert Statement on Exercise Therapy for People with chronic Kidney Disease, Journal of Sports Sciences, 33:18, 1902-1907, DOI: 10.1080/02640414.2015.1017733

5 Min Zhang, Jun Chul Kim, Yinan Li, Bryan B. Shapiro, Janos Porszasz, Rachelle Bross, Usama Feroze, Rajeev Upreti, David Martin, Kamyar Kalantar-Zadeh, Joel D. Kopple, Relation Between Anxiety, Depression, and Physical Activity and Performance in Maintenance Hemodialysis Patients, Journal of Renal Nutrition, Volume 24, Issue 4, 2014, Pages 252-260, ISSN 1051-2276, https://doi.org/10.1053/j.jrn.2014.03.002. (https://www.sciencedirect.com/science/article/pii/S1051227614000508)

6 Eric L. Knight, Norma Ofsthun, Ming Teng, J. Michael Lazarus, Gary C. Curhan, The Association between Mental Health, physical Function, and Hemodialysis Mortality, Kidney International, Volume 63, Issue 5, 2003, Pages 1843-1851, ISSN 0085-2538, https://doi.org/10.1046/j.1523-1755.2003.00931.x. (https://www.sciencedirect.com/science/article/pii/S0085253815490763)

7 Guido Lastra, Camila Manrique, James R. Sowers, Obesity, Cardiometabolic Syndrome, and Chronic Kidney Disease: The Weight of the Evidence, Advances in Chronic Kidney Disease, Volume 13, Issue 4, 2006, Pages 365-373, ISSN 1548-5595, https://doi.org/10.1053/j.ackd.2006.07.011. (https://www.sciencedirect.com/science/article/pii/S1548559506001169)

8 Navaneethan, Sankar D.; Yehnert, Hans; Moustarah, Fady; Schreiber, Martin J.; Schauer, Philip R.; Beddhu, Srinivasan,D. Weight Loss Interventions in Chronic Kidney Disease: A Systematic Review and Meta-analysis. Clinical Journal of the American Society of Nephrology 4(10):p 1565-1574, October 2009. | DOI: 10.2215/CJN.02250409

9 Clark WF, Sontrop JM, Huang SH et al. Effect of Coaching to Increase Water Intake on Kidney Function Decline in Adults With Chronic Kidney Disease: The CKD WIT Randomized Clinical Trial. JAMA 2018 May 8; 319(18): 1870-79

10 Megan Baker, Mark A. Perazella, NSAIDs in CKD: Are They Safe?, American Journal of Kidney Diseases, Volume 76, Issue 4, 2020, Pages 546-557, ISSN 0272-6386, https://doi.org/10.1053/j.ajkd.2020.03.023. (https://www.sciencedirect.com/science/article/pii/S0272638620307241)

11 Garofalo, C.; Borrelli, S.; Provenzano, M.; De Stefano, T.; Vita, C.; Chiodini, P.; Minutolo, R.; Nicola, L.D.; Conte, G. Dietary Salt Restriction in Chronic Kidney Disease: A Meta-Analysis of Randomized Clinical Trials. Nutrients 2018, 10, 732. https://doi.org/10.3390/nu10060732

12 McMahon, Emma J., et al. Altered dietary salt intake for people with chronic kidney disease. Cochrane Database of Systematic Reviews 6 (2021).

13 McMahon, Emma J., et al. Achieving salt restriction in chronic kidney disease. International journal of nephrology 2012 (2012).

14 He, Feng J., Jiafu Li, and Graham A. MacGregor. Effect of longer-term modest salt reduction on blood pressure. Cochrane database of systematic reviews 4 (2013).

15 D'Elia, Lanfranco, et al. Effect of dietary salt restriction on central blood pressure: A systematic review and meta-analysis of the intervention studies. The Journal of Clinical Hypertension 22.5 (2020): 814-825.

16 Kimura, G., Dohi, Y. & Fukuda, M. Salt sensitivity and circadian rhythm of blood pressure: The keys to connect CKD with cardiovasucular events. Hypertens Res 33 , 515–520 (2010). https://doi.org/10.1038/hr.2010.47

17 Bruno Cianciaruso, Andrea Pota, Vincenzo Bellizzi, Daniela Di Giuseppe, Lucia Di Micco, Roberto Minutolo, Antonio Pisani, Massimo Sabbatini, Pietro Ravani, Effect of a Low- Versus Moderate-Protein Diet on Progression of CKD: Follow-up of a Randomized Controlled Trial, American Journal of Kidney Diseases, Volume 54, Issue 6, 2009, Pages 1052-1061, ISSN 0272-6386, https://doi.org/10.1053/j.ajkd.2009.07.021.

18 Lew QJ, Jafar TH, Koh HW, Jin A, Chow KY, Yuan JM, Koh WP. Red Meat Intake and Risk of ESRD. J Am Soc Nephrol. 2017 Jan;28(1):304-312. doi: 10.1681/ASN.2016030248. Epub 2016 Jul 14. PMID: 27416946; PMCID: PMC5198288.

19 Liu, H.-W.; Tsai, W.-H.; Liu, J.-S.; Kuo, K.-L. Association of Vegetarian Diet with Chronic Kidney Disease. Nutrients 2019, 11, 279. https://doi.org/10.3390/nu11020279

20 Moe, Sharon M., et al. Vegetarian compared with meat dietary protein source and phosphorus homeostasis in chronic kidney disease. Clinical Journal of the American Society of Nephrology 6.2 (2011): 257-264.

21 Philippe Chauveau, Laetitia Koppe, Christian Combe, Catherine Lasseur, Stanislas Trolonge, Michel Aparicio, Vegetarian diets and chronic kidney disease, Nephrology Dialysis Transplantation, Volume 34, Issue 2, February 2019, Pages 199–207, https://doi.org/10.1093/ndt/gfy164

22 Gluba-Brzózka, A.; Franczyk, B.; Rysz, J. Vegetarian Diet in Chronic Kidney Disease—A Friend or Foe. Nutrients 2017, 9, 374. https://doi.org/10.3390/nu9040374

23 Malinowski, B.; Zalewska, K.; Wesierska, A.; Sokolowska, M.M.; Socha, M.; Liczner, G.; Pawlak-Osinska, K.; Wicinski, M. Intermittent Fasting in Cardiovascular Disorders—An Overview. Nutrients 2019, 11, 673. https://doi.org/10.3390/nu11030673

24 Shafi Malik, Amir Bhanji, Husham Abuleiss, Rizwan Hamer, Shahzad H Shah, Rafaqat Rashad, Naushad Junglee, Salman Waqar, Nazim Ghouri, Effects of fasting on patients with chronic kidney disease during Ramadan and practical guidance for healthcare professionals, Clinical Kidney Journal, Volume 14, Issue 6, June 2021, Pages 1524–1534, https://doi.org/10.1093/ckj/sfab032

25 Cronin, P.; Joyce, S.A.; O'Toole, P.W.; O'Connor, E.M. Dietary Fibre Modulates the Gut Microbiota. Nutrients 2021, 13, 1655. https://doi.org/10.3390/nu13051655

26 Reynolds, Andrew N., Ashley P. Akerman, and Jim Mann. Dietary fibre and whole grains in diabetes management: Systematic review and meta-analyses. PLoS medicine 17.3 (2020): e1003053.

27 Mirmiran, P., Yuzbashian, E., Asghari, G., Sarverzadeh, S., Azizi, F. (2018). Dietary fibre intake in relation to the risk of incident chronic kidney disease. British Journal of Nutrition, 119(5), 479-485. doi: 10.1017/S0007114517003671

28 Cigarrán Guldris, S.; Latorre Catalá, J.A.; Sanjurjo Amado, A.; Menéndez Granados, N.; Piñeiro Varela, E. Fibre Intake in Chronic Kidney Disease: What Fibre Should We Recommend? Nutrients 2022, 14, 4419. https://doi.org/10.3390/nu14204419

29 https://www.dge.de/wissenschaft/referenzwerte/ballaststoffe/

30 Jiang, S., Xie, S., Lv, D. et al. A reduction in the butyrate producing species Roseburia spp. and Faecalibacterium prausnitzii is associated with chronic kidney disease progression. Antonie van Leeuwenhoek 109 , 1389–1396 (2016). https://doi.org/10.1007/s10482-016-0737-y

31 Siqi Wang, Dan Lv, Shuanghong Jiang, Jianpin Jiang, Min Liang, Fanfan Hou, Ye Chen, Quantitative reduction in short-chain fatty acids, especially butyrate, contributes to the progression of chronic kidney disease. Clin Sci (Lond) 13 September 2019; 133 (17): 1857–1870. doi: https://doi.org/10.1042/CS20190171

32 Sarah Gilligan, Kalani L. Raphael, Hyperkalemia and Hypokalemia in CKD: Prevalence, Risk Factors, and Clinical Outcomes, Advances in Chronic Kidney Disease, Volume 24, Issue 5, 2017, Pages 315-318, ISSN 1548-5595, https://doi.org/10.1053/j.ackd.2017.06.004.

33 Shukla, Alpana P., et al. The impact of food order on postprandial glycaemic excursions in prediabetes. Diabetes, Obesity and Metabolism 21.2 (2019): 377-381.

34 Mahajan A, Simoni J, Sheather SJ, Broglio KR, Rajab MH, Wesson DE. Daily oral sodium bicarbonate preserves glomerular filtration rate by slowing its decline in early hypertensive nephropathy. Kidney Int. 2010 Aug;78(3):303-9. doi: 10.1038/ki.2010.129. Epub 2010 May 5. PMID: 20445497.

35 de Brito-Ashurst, Ione; Varagunam, Mira; Raftery, Martin J.; Yaqoob, Muhammad M. Bicarbonate Supplementation Slows Progression of CKD and Improves Nutritional Status. Journal of the American Society of Nephrology 20(9): p 2075-2084, September 2009. | DOI: 10.1681/ASN.2008111205

36 Rabenberg M, Mensink GBM (2016), Vitamin-D-Status in Deutschland. Journal of Health Monitoring 1(2):36–42 doi: 10.17886/RKI-GBE-2016-036

37 Kumar, Vivek; Yadav, Ashok Kumar; Lal, Anupam; Kumar, Vinod; Singhal, Manphool; Billot, Laurent; Gupta, Krishan Lal; Banerjee, Debasish; Jha, Vivekanand. A Randomized Trial of Vitamin D Supplementation on Vascular Function in CKD. Journal of the American Society of Nephrology 28(10): p 3100-3108, October 2017. doi: 10.1681/ASN.2017010003

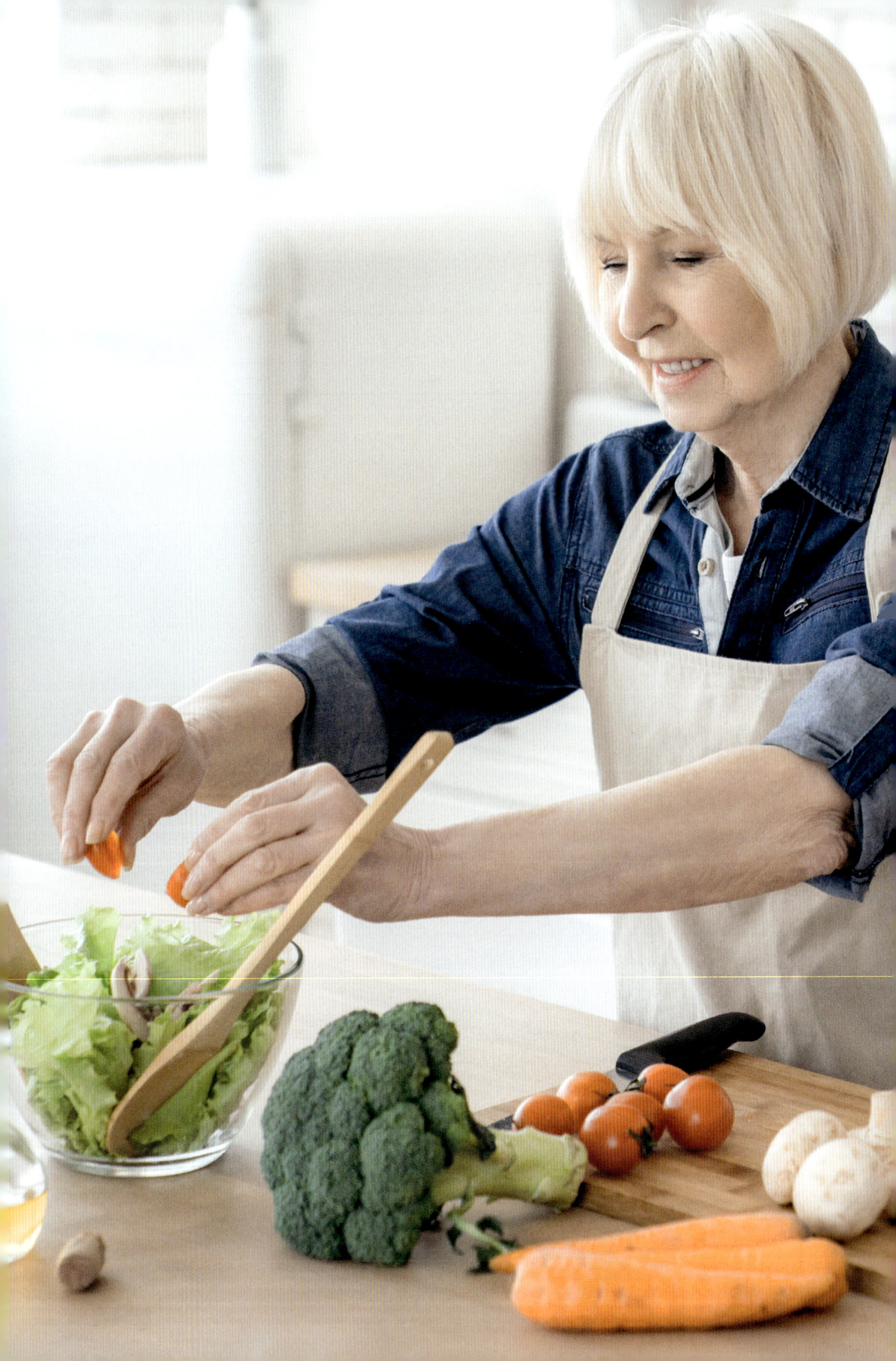

Rezepte

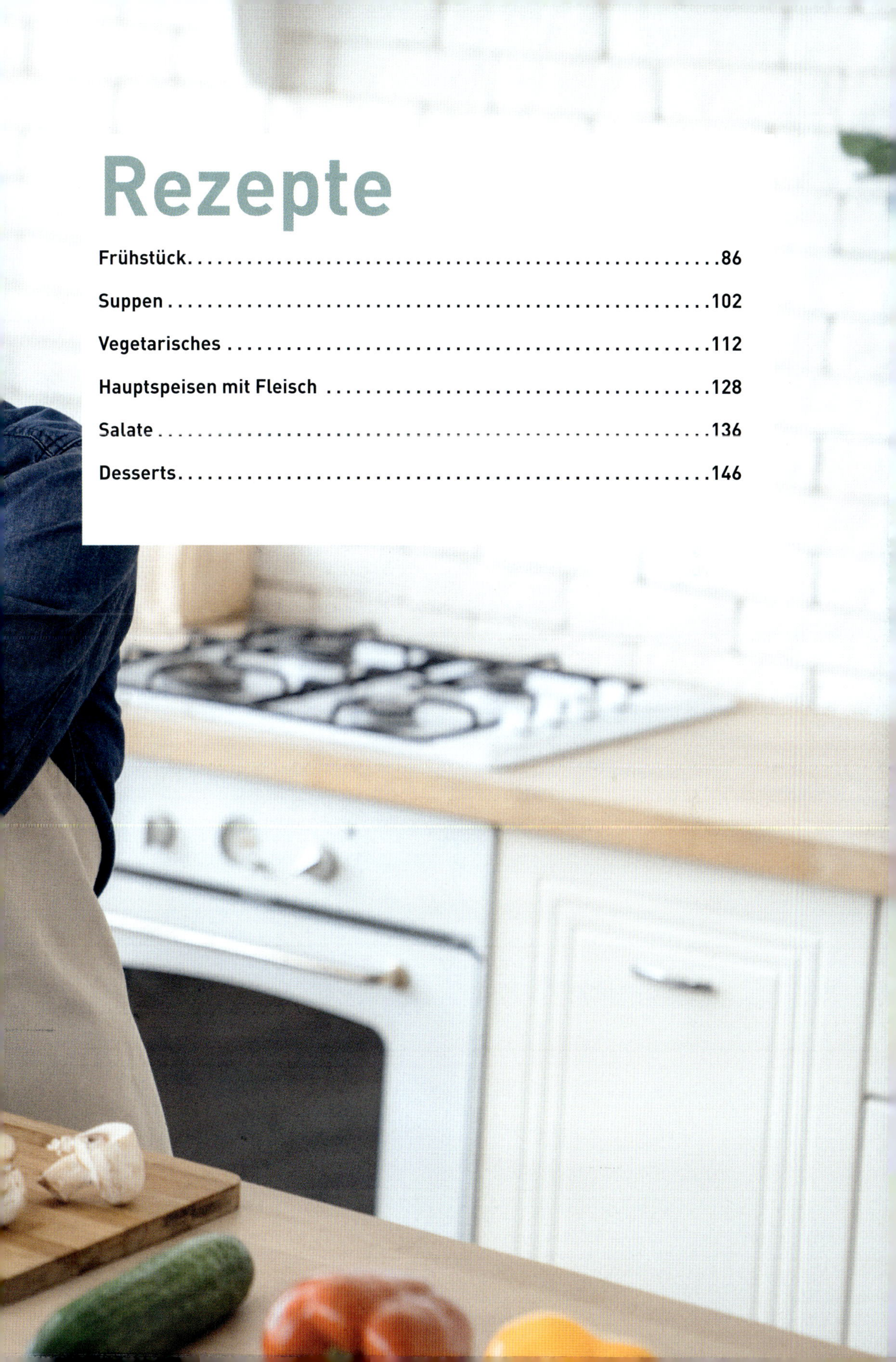

Frühstück

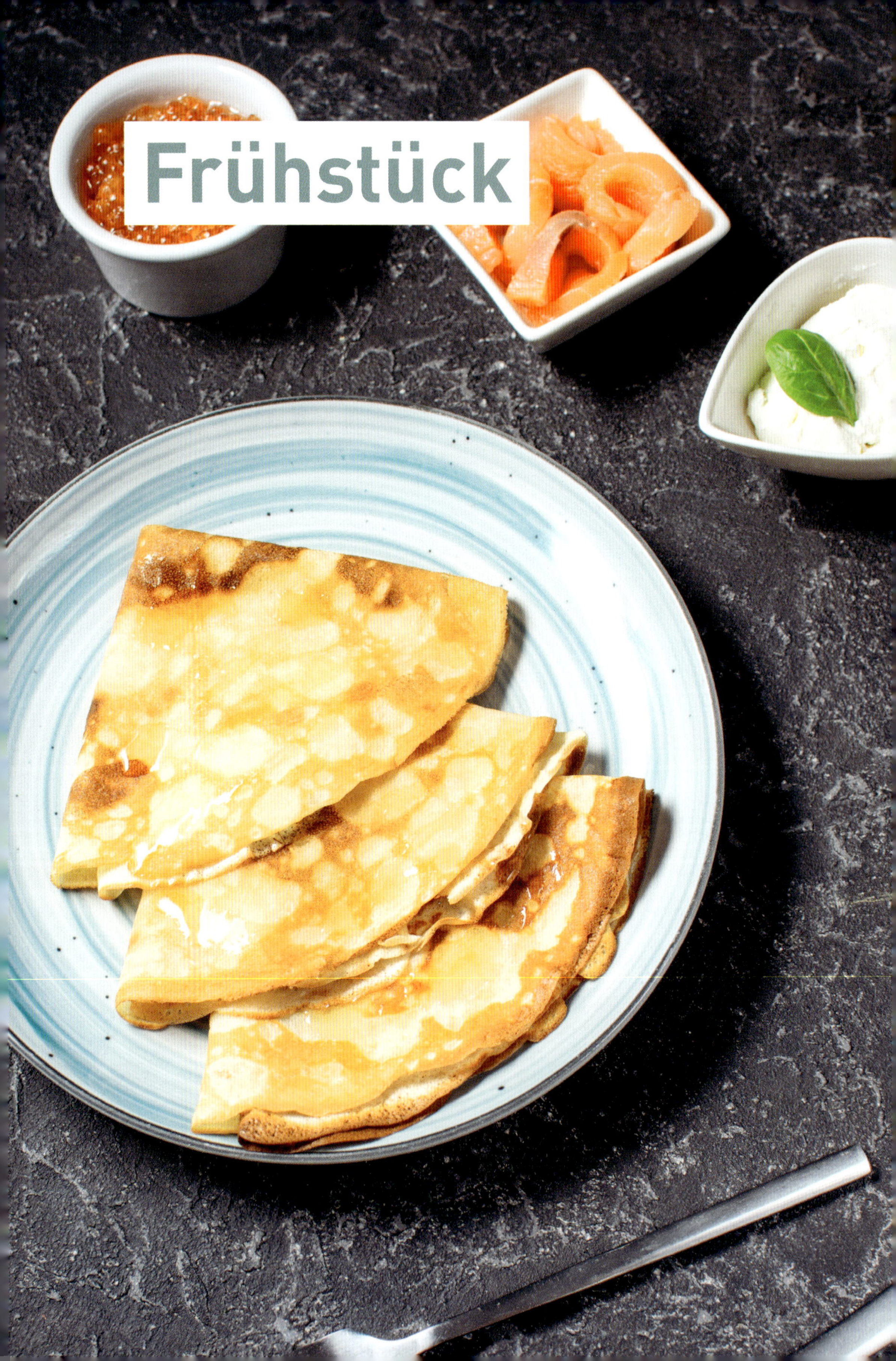

Buchweizen-Pfannkuchen mit Lachs

Für 2 Personen,
Zubereitungszeit:
25 Minuten

Zutaten

- 1 Ei (Größe M)
- 100 g Buchweizenmehl
- 100 ml Wasser
- 1 Prise Salz
- 100 g Räucherlachs in Scheiben
- 100 g Tomaten
- 50 g Crème fraîche
- 50 g Joghurt (1,5 % Fett)
- einige Basilikumblättchen
- 2 EL Rapsöl

Zubereitung

1. Das Ei trennen. Eigelb, Buchweizenmehl, Wasser und 1 Prise Salz verrühren. Den Teig etwa 15 Minuten quellen lassen.
2. Derweil den Lachs in dünne Streifen schneiden. Die Tomaten waschen, vierteln und die Stielansätze herausschneiden. Die Tomaten fein hacken. Die Crème fraîche mit dem Joghurt glatt rühren und mit dem Basilikum anrichten.
3. Das Eiweiß steif schlagen und unter den Teig heben. Aus dem Teig etwa 6 dünne Pfannkuchen backen. Dafür das Öl in einer beschichteten Pfanne erhitzen und pro Pfannkuchen 1 EL Teig hineingeben, glatt streichen und etwa 2 Minuten backen. Wenden und von der anderen Seite backen. Herausnehmen und die Pfannkuchen mit Lachs, gehackten Tomaten und Crème fraîche anrichten.

Nährwerte pro Person:
487 kcal, 18,2 g Eiweiß, 26,1 g Fett, 43,6 g Kohlenhydrate

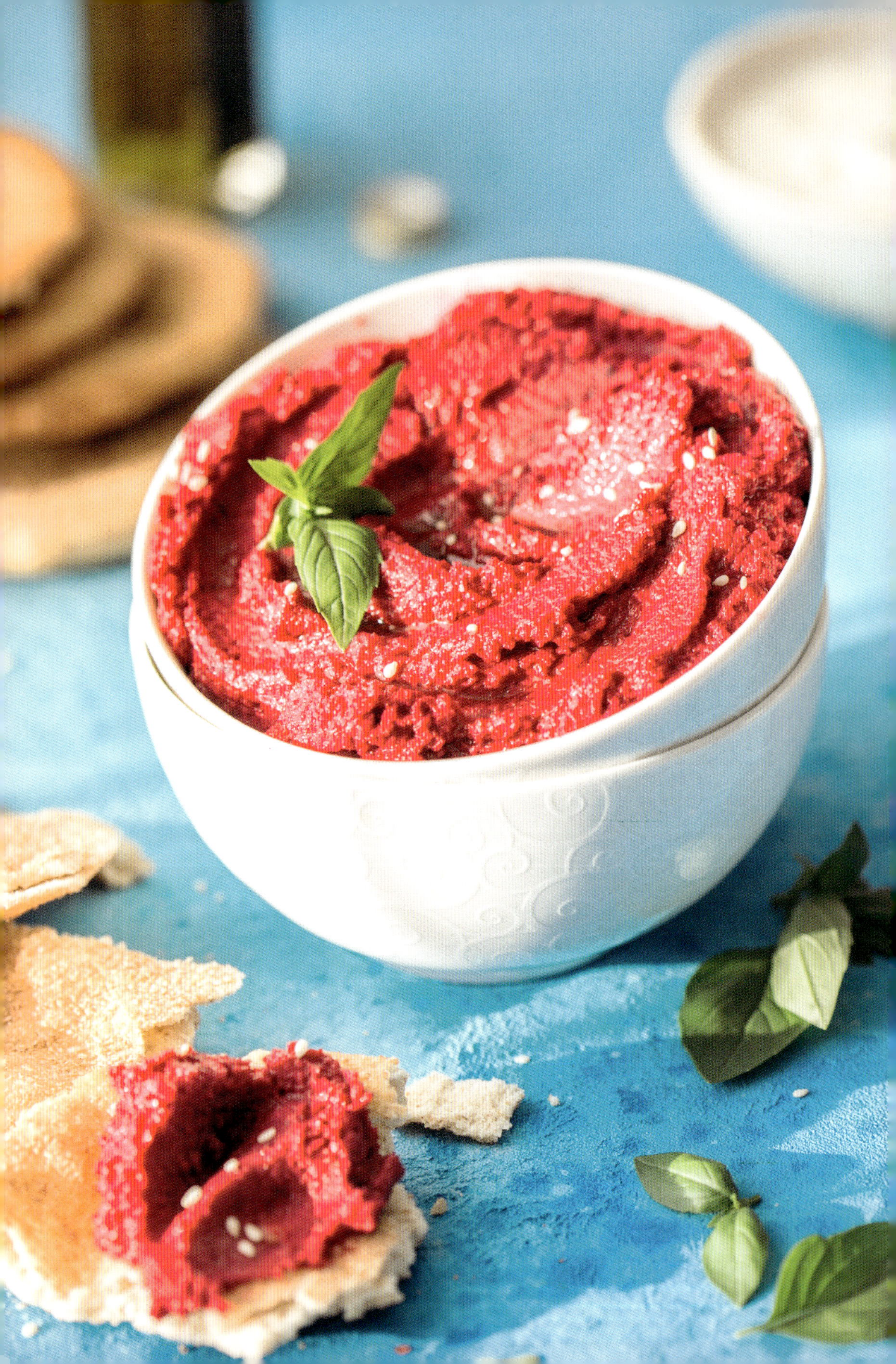

Rote Kichererbsencreme mit Fladenbrot

Für 2 Personen,
Zubereitungszeit:
15 Minuten

Zutaten

- 50 g Rote Bete (vorgegart und vakuumverpackt)
- 60 g Kichererbsen (aus der Dose)
- 1 EL Tahin (Sesampaste)
- 1 EL Olivenöl
- Pfeffer
- 1TL gemahlener Kreuzkümmel
- 1 TL Sesam
- einige Basilikumblättchen
- 2 dünne Fladenbrote (à 70 g)

Zubereitung

1. Die Rote Bete würfeln und in einen hohen Rührbecher geben. Die Kichererbsen abtropfen lassen, mit kaltem Wasser abspülen, kurz abtropfen lassen und zur Roten Bete geben. Beides mit dem Stabmixer fein pürieren.
2. Das Tahin und das Öl unter die Kichererbsencreme rühren. Mit Pfeffer und Kreuzkümmel abschmecken. In eine Schüssel geben und mit Sesam bestreuen. Das Basilikum waschen, trocken tupfen und die Creme damit anrichten.
3. Das Brot kurz im vorgeheizten Backofen aufbacken und dazureichen.

Nährwerte pro Person:
366 kcal, 11,4 g Eiweiß, 12,8 g Fett, 47,9 g Kohlenhydrate

Brokkoli-Aufstrich mit Ciabatta

Für 2 Personen, Zubereitungszeit: 20 Minuten

Zutaten

- 125 g Brokkoli
- 1 kleine Schalotte
- 1 EL Olivenöl
- 3 EL Brühe
- 40 g Brunnenkresse
- Salz, Pfeffer
- 6 Sardellenfilets ohne Öl (aus dem Glas)
- 50 g Haselnüsse
- 6 Scheiben Ciabattabrot (à ca. 30 g) oder Olivenbrot (siehe nächste Seite)

Zubereitung

1. Den Brokkoli putzen, waschen und in Röschen teilen. Die Schalotte schälen, fein hacken und im heißen Öl andünsten. Den Brokkoli dazugeben, andünsten, die Brühe dazugeben und etwa 10 Minuten garen.
2. Die Brunnenkresse verlesen, putzen, waschen und in einen Rührbecher geben. Den Brokkoli dazugeben und mit dem Stabmixer fein pürieren. Das Püree mit Salz und Pfeffer abschmecken. Abkühlen lassen.
3. Die Sardellenfilets abspülen und trocken tupfen. Die Haselnüsse grob hacken. Das Brot rösten (Olivenbrot nicht, wenn es frisch gebacken ist). Die Brotscheiben mit der Brokkolicreme bestreichen und die Sardellenfilets und die Haselnüsse darauf verteilen.

Nährwerte pro Person:
474 kcal, 16,5 g Eiweiß, 22,7 g Fett, 47,7 g Kohlenhydrate

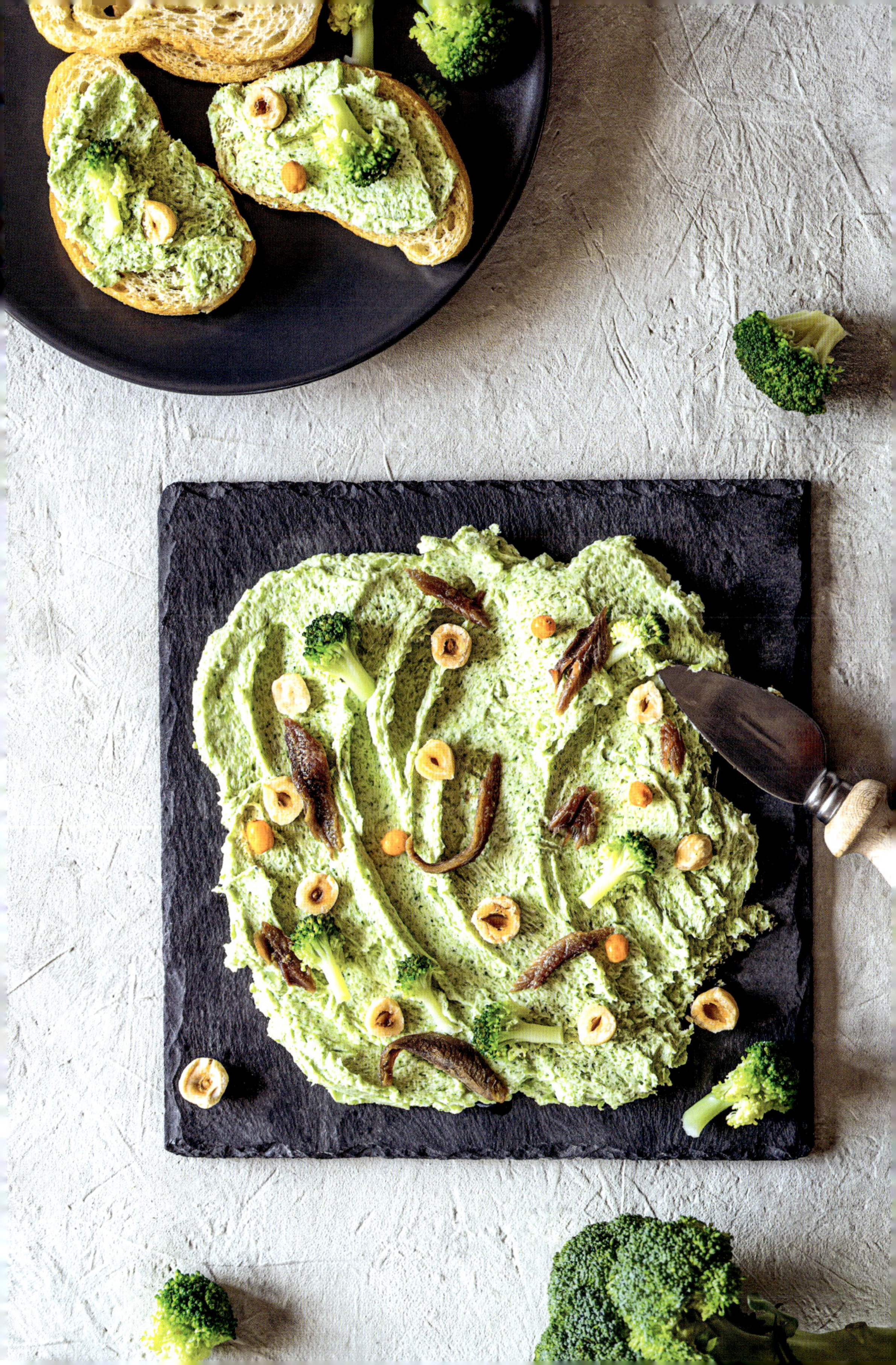

Olivenbrot

Für 1 Brot (ergibt ca. 8 Scheiben), Zubereitungszeit (ohne Ruhezeit): 30 Minuten

Zutaten

- 100 g Weizenmehl (Type 1050)
- 100 g Dinkelmehl (Type 1050)
- 1 TL Salz
- ½ Würfel Hefe
- 100 ml lauwarmes Wasser
- 2 EL Olivenöl
- 30 g schwarze Oliven in Scheiben

Zubereitung

1. Die Mehle und das Salz in einer Schüssel mischen. Die Hefe zerbröckeln und in dem lauwarmen Wasser auflösen. Das Hefewasser und das Öl zu dem Mehlgemisch geben und mit den Knethaken des Handrührgerätes zu einem glatten Teig verkneten. Die Oliven unterkneten. Den Teig zu einer Kugel formen. Abgedeckt an einem warmen Ort etwa 30 Minuten gehen lassen, bis er sich deutlich vergrößert hat.
2. Den Teig mit bemehlten Händen noch einmal durchkneten. Zu einem kleinen Laib formen und auf ein mit Backpapier ausgelegtes Backblech setzen. Abgedeckt noch einmal 30 Minuten gehen lassen.
3. Den Backofen auf 200 °C Ober-/Unterhitze vorheizen. Das Brot im Ofen auf der zweiten Schiene von unten etwa 20 Minuten goldbraun backen. Herausnehmen und kurz klopfen. Hört es sich hohl an, ist es fertig. Auf ein Kuchengitter legen und auskühlen lassen.

Nährwerte pro Scheibe:
125 kcal, 3,8 g Eiweiß, 3,5 g Fett, 18,6 g Kohlenhydrate

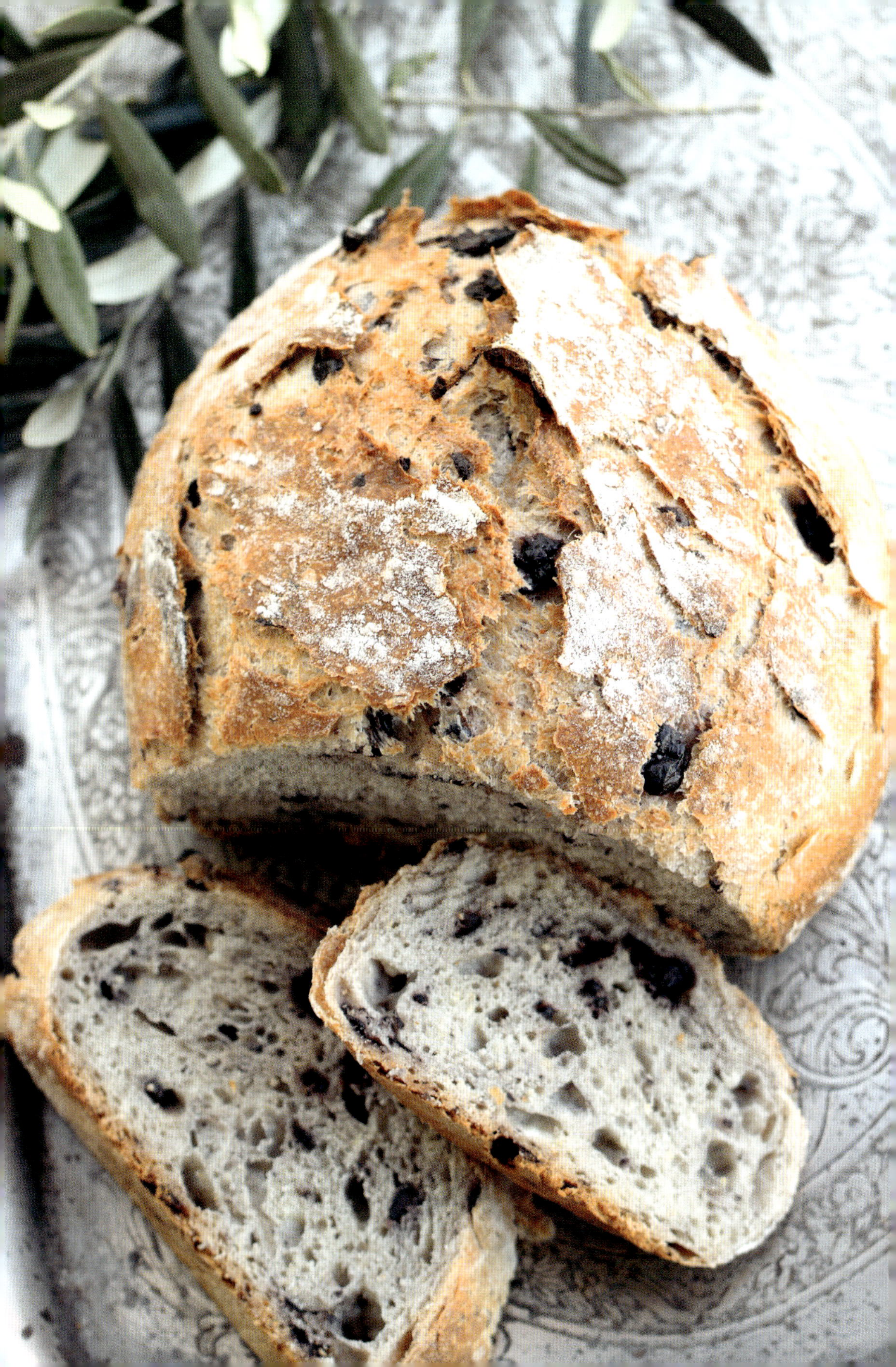

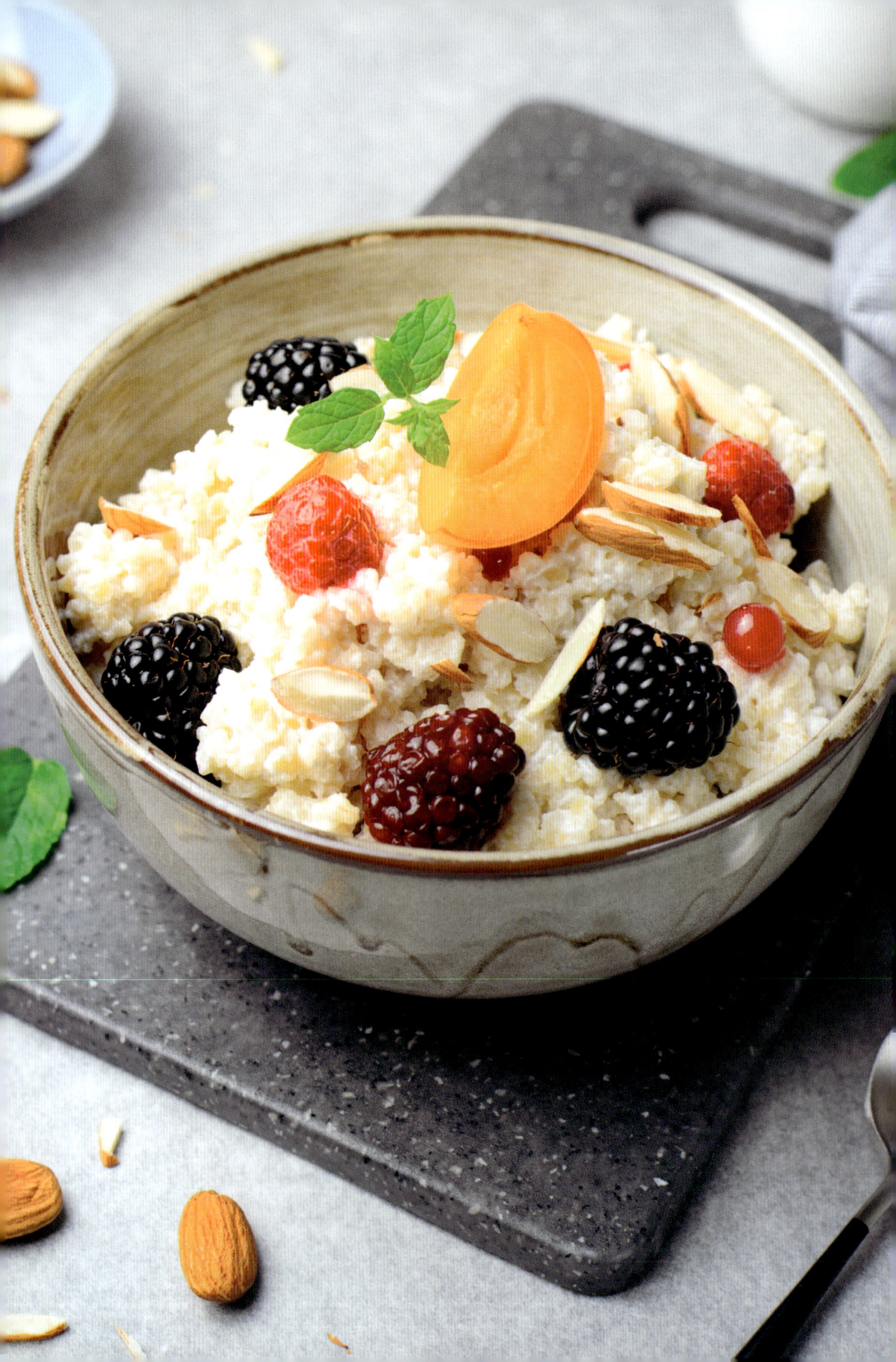

Quinoa-Bowl

Für 2 Personen,
Zubereitungszeit:
20 Minuten

Zutaten

- 50 g Quinoa
- 20 g Mandeln
- 100 g Brombeeren
- 100 g Himbeeren
- 50 g rote Johannisbeeren
- 2 Aprikosen
- 300 g Joghurt (3,5 % Fett)
- 1 Prise gemahlene Vanille oder einige Tropfen Vanilleextrakt
- einige Zitronenmelisseblättchen

Zubereitung

1. Die Quinoa in 100 ml Wasser nach Packungsanweisung ausquellen lassen. In eine Schüssel geben, mit einer Gabel etwas auflockern und abkühlen lassen.
2. Die Mandeln grob hacken. Die Beeren verlesen und waschen. Die Johannisbeeren mit einer Gabel von den Rispen streifen. Die Aprikosen waschen, halbieren, entsteinen und vierteln.
3. Den Joghurt unter die Quinoa rühren und mit Vanille abschmecken. Das Obst und die gehackten Mandeln dazugeben. Mit Zitronenmelisse angerichtet servieren.

Nährwerte pro Person:
341 kcal, 13,4 g Eiweiß, 13,2 g Fett, 35,3 g Kohlenhydrate

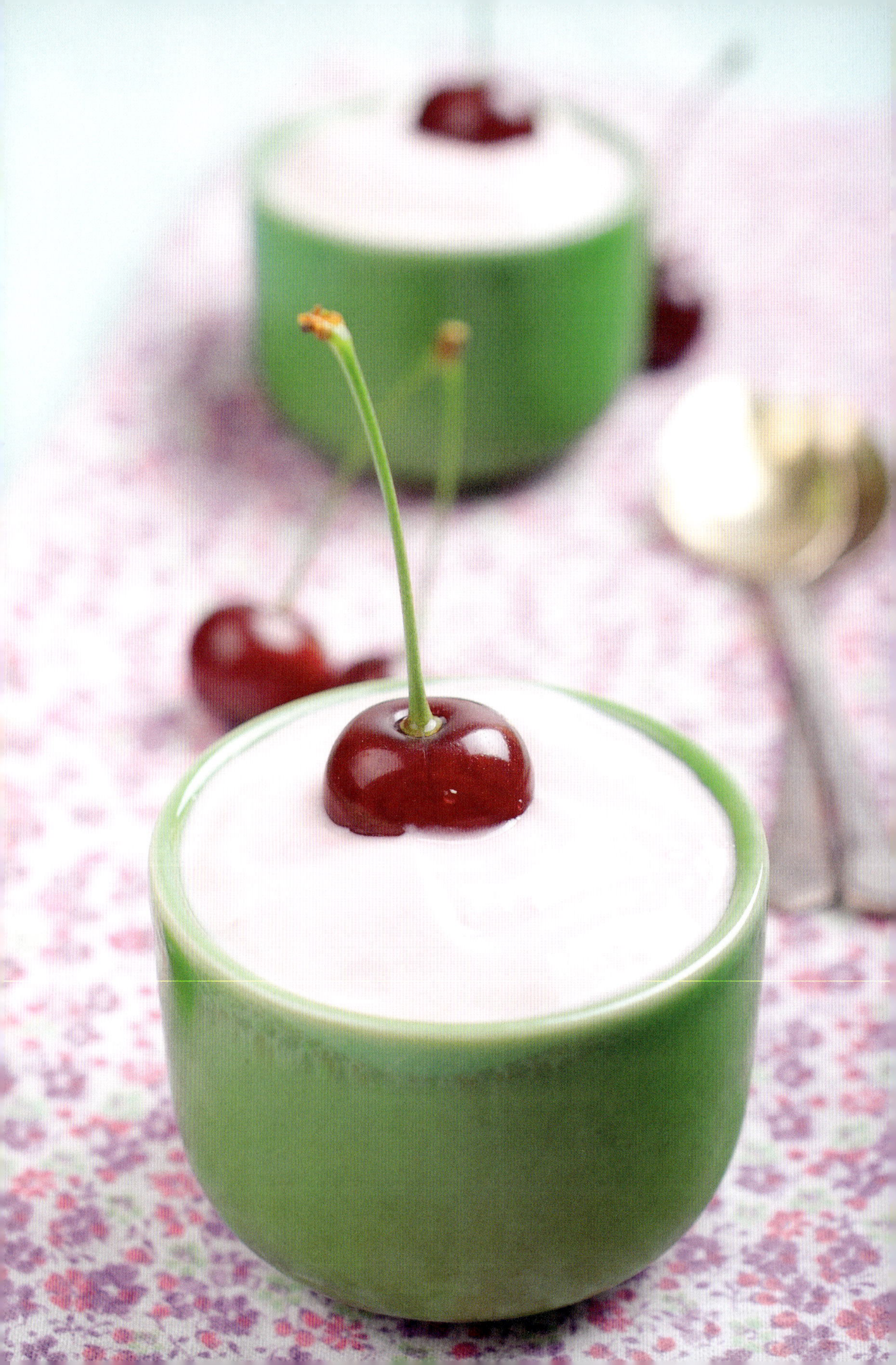

Kirsch-Quarkcreme

Für 2 Personen, Zubereitungszeit: 10 Minuten

Zutaten

- 250 Kirschen
- 200 g körniger Frischkäse (Halbfettstufe)
- 100 g Magerquark
- 2 TL Ahornsirup

Zubereitung

1. Die Kirschen waschen, entsteinen und mit dem Stabmixer fein pürieren (2 Kirschen für die Deko zur Seite legen).
2. Den Frischkäse, Quark und Ahornsirup verrühren. Das Kirschpüree unterrühren. Die Kirsch-Quarkcreme in 2 Schüsseln oder Gläser füllen und mit je einer Kirsche dekoriert servieren

Nährwerte pro Person:
224 kcal, 21,4 g Eiweiß, 3,4 g Fett, 24,5 g Kohlenhydrate

Mango-Shake

Für 2 Personen, Zubereitungszeit: 15 Minuten

Zutaten

- 1 kleine reife Mango (ca. 300 g)
- 1 Passionsfrucht
- 1 Saftorange
- 100 ml naturtrüber Apfelsaft (zuckerfrei)
- Wasser nach Bedarf
- 1 Limette
- einige Minzeblättchen

Zubereitung

1. Die Mango aufrecht stellen und das Fruchtfleisch vom Kern abschneiden. Schälen, in Stücke schneiden und in einen hohen Rührbecher oder Standmixer geben. Die Passionsfrucht halbieren, das Fruchtfleisch herauslöffeln und zur Mango geben.
2. Die Orange halbieren und auspressen. Den Orangensaft und den Apfelsaft zu dem Obst geben und mit dem Stab- oder Standmixer fein pürieren. Wenn die Konsistenz sehr dickflüssig ist, noch etwas Wasser hinzufügen.
3. Die Limette halbieren und auspressen. Den Smoothie mit dem Limettensaft abschmecken, in 2 Gläser füllen und mit der Minze anrichten.

Nährwerte pro Person:
139 kcal, 2,1 g Eiweiß, 0,8 g Fett, 26,3 g Kohlenhydrate

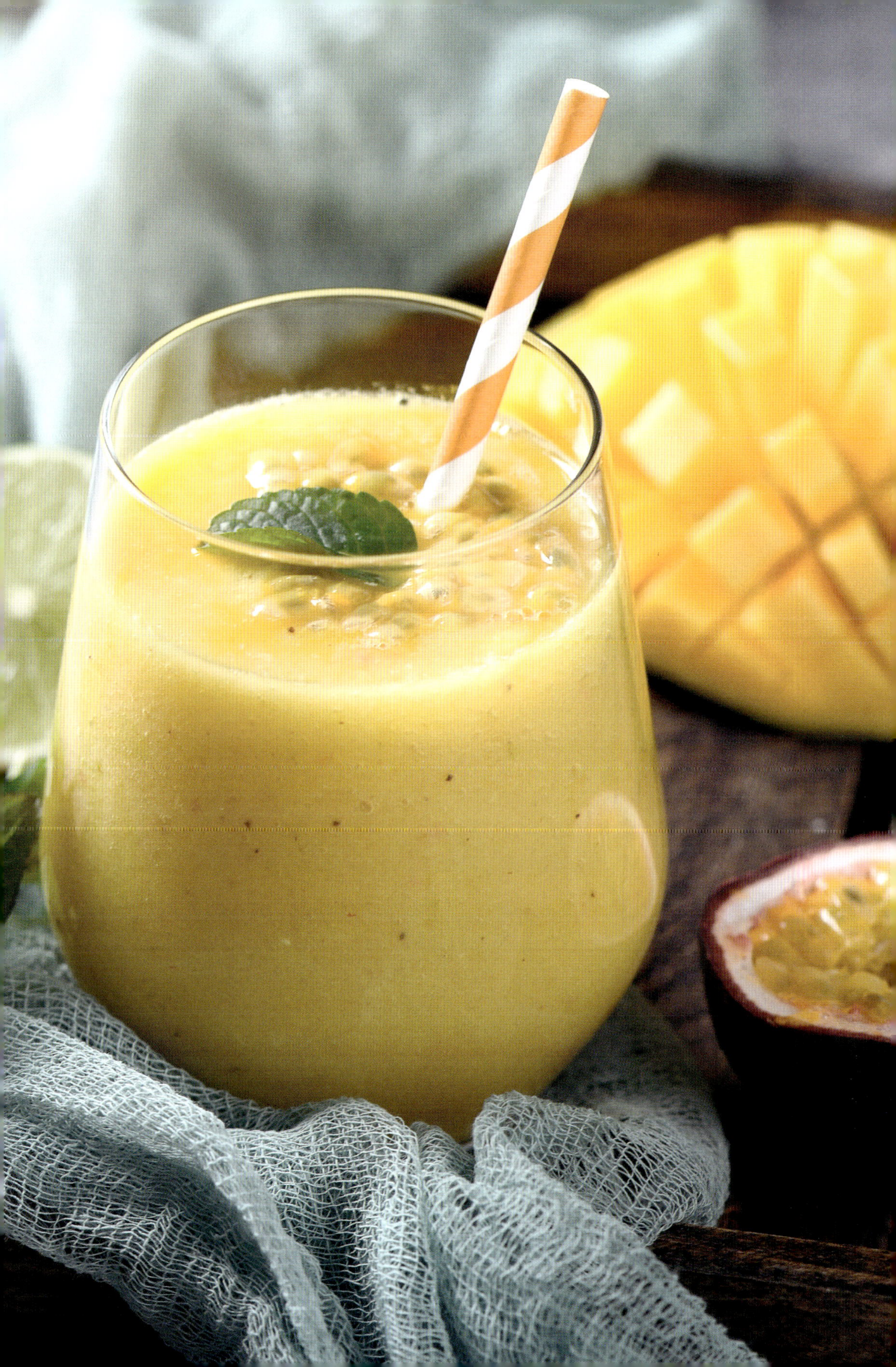

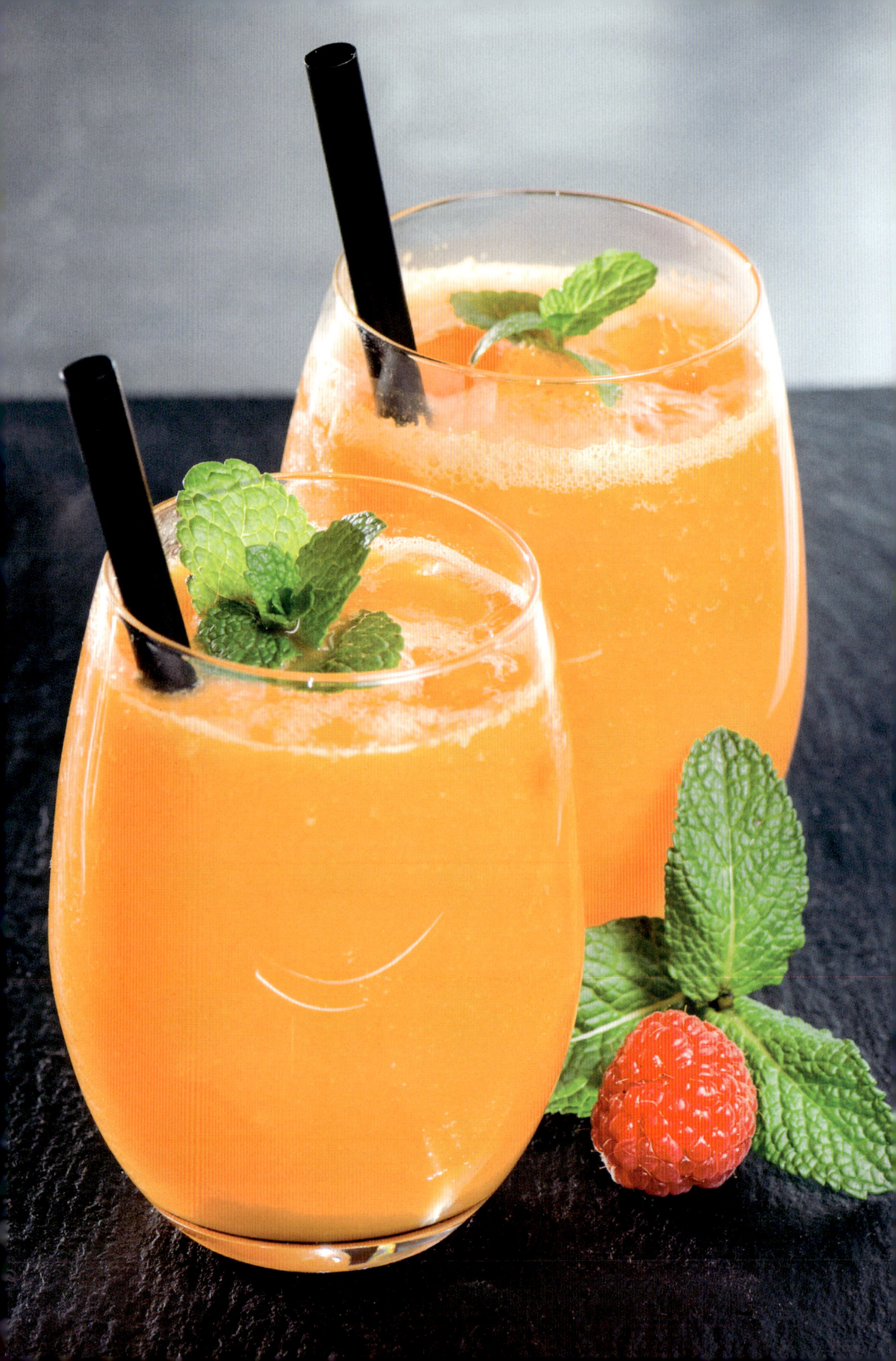

Möhren-Beeren-Smoothie

Für 2 Personen, Zubereitungszeit: 15 Minuten

Zutaten

- 150 g Himbeeren
- 1 Aprikose
- 3 Möhren
- ca. 200 ml Wasser
- 2 TL Algenöl
- 2 Spritzer Zitronensaft
- einige Zitronenmelisseblättchen

Zubereitung

1. Die Himbeeren verlesen, waschen und in einen hohen Rührbecher oder Standmixer geben. Die Aprikose waschen, halbieren, den Stein entfernen und die Frucht klein schneiden. Die Möhren schälen und klein schneiden.
2. Aprikose, Möhren und Wasser zu den Himbeeren geben. Alles mit dem Stab- oder Standmixer fein pürieren. Das Algenöl unterrühren und den Smoothie mit Zitronensaft abschmecken. Auf 2 Gläser verteilen und mit Zitronenmelisse anrichten.

Nährwerte pro Person:
122 kcal, 1,8 g Eiweiß, 5,4 g Fett, 12,4 g Kohlenhydrate

Suppen

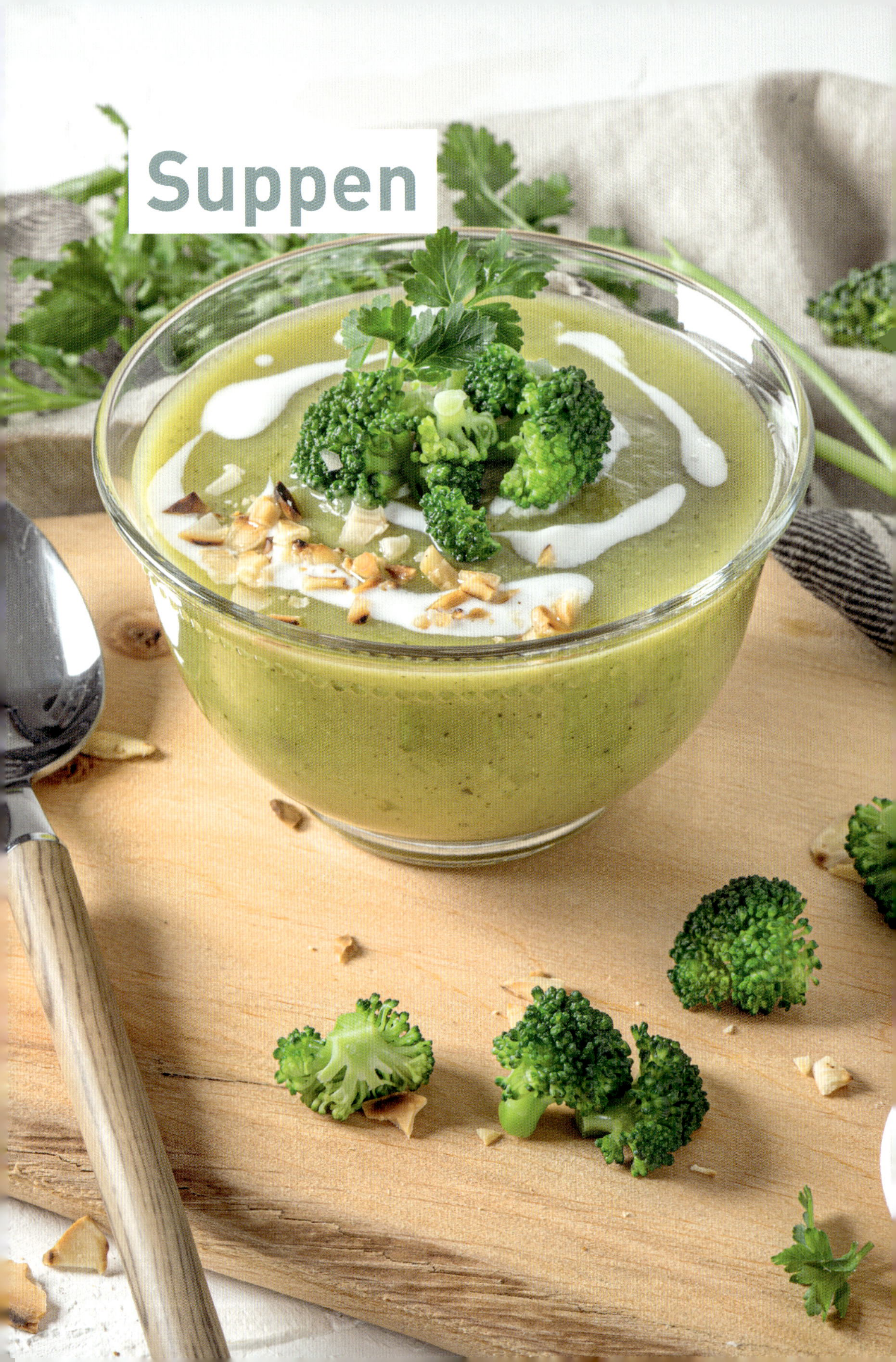

Brokkolisüppchen

Für 2 Personen, Zubereitungszeit: 35 Minuten

Zutaten

- ½ Bund Suppengemüse
- 250 g Brokkoli
- 1 Schalotte
- 1 EL Rapsöl
- ½ l Gemüsebrühe
- ½ TL gemahlene Kurkuma
- 20 g Mandeln
- ¼ Bund Petersilie
- 2 TL Sojasahne
- Salz, Pfeffer

Zubereitung

1. Das Suppengemüse putzen, waschen und in kleine Stücke schneiden. Den Brokkoli putzen, waschen und in Röschen teilen. Die Schalotte schälen, fein würfeln und im heißen Öl andünsten. Das Suppengemüse und den Brokkoli dazugeben, andünsten. Die Kurkuma hinzufügen, anschwitzen und mit der Brühe ablöschen. Das Gemüse 10 bis 15 Minuten köcheln lassen.
2. Die Mandeln grob hacken und in einer beschichteten Pfanne goldbraun rösten. Auf einen Teller geben. Die Petersilie waschen, trocken tupfen, die Blättchen abzupfen und fein hacken.
3. Das Gemüse in der Brühe mit dem Stabmixer fein pürieren. Sollte die Suppe zu dick sein, einfach noch etwas heiße Brühe unterrühren. Eventuell noch einmal unter Rühren aufkochen. Die Petersilie untermischen.
4. Die Suppe abschmecken und auf 2 Suppenschüsseln verteilen. Je 1 TL Sojasahne darüber träufeln. Mit den Mandeln bestreuen.

Nährwerte pro Person:
236 kcal, 7,9 g Eiweiß, 17,1 g Fett, 9,1 g Kohlenhydrate

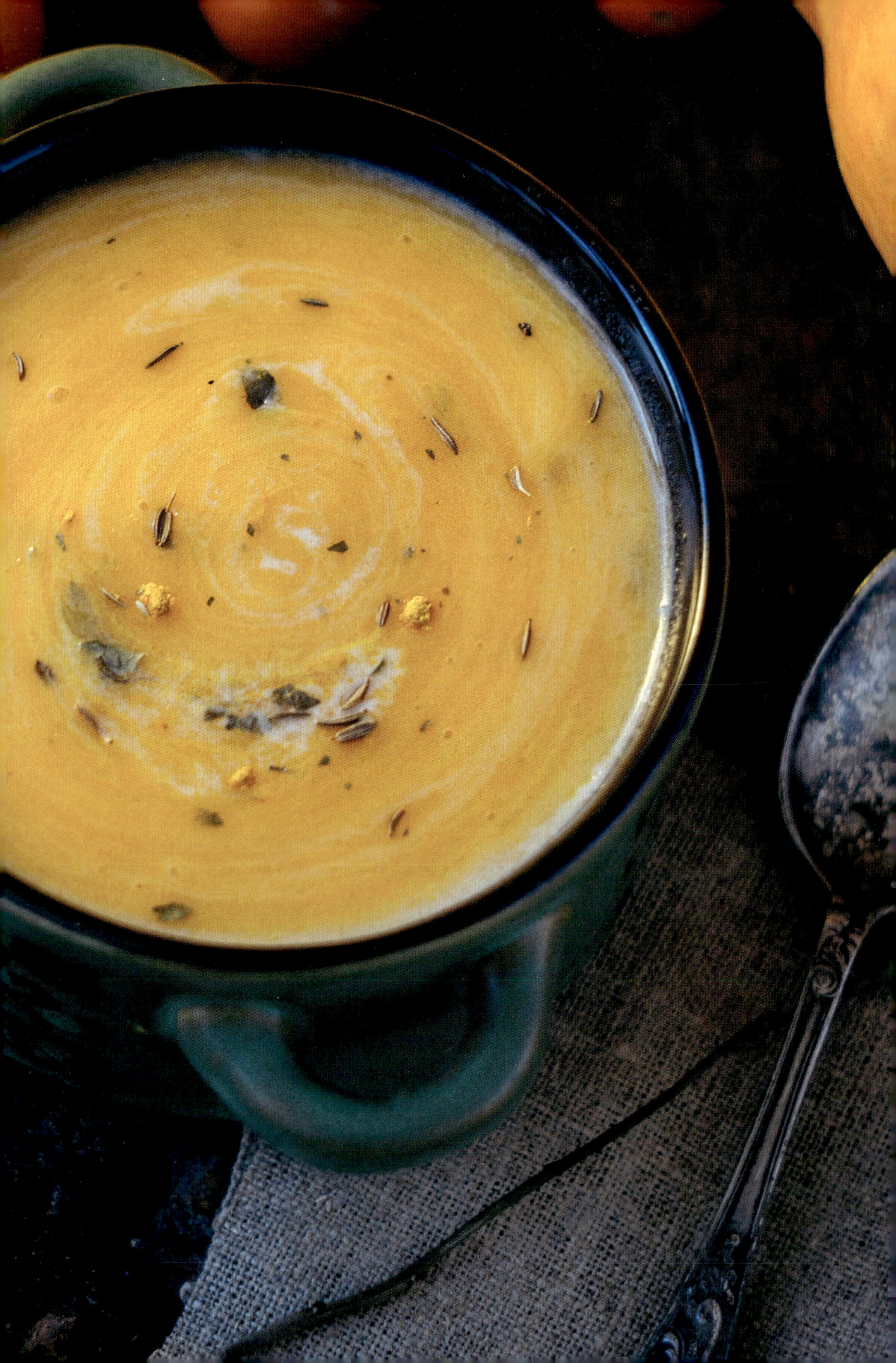

Kürbis-Ingwer-Suppe

Für 2 Personen,
Zubereitungszeit:
30 Minuten

Zutaten

- ½ kleiner Hokkaido Kürbis (350 g)
- 2 Knoblauchzehen
- 2 Zwiebeln
- 1 walnussgroßes Stück Ingwer
- 2 TL Rapsöl
- 200 ml Gemüsebrühe
- 400 ml Wasser
- ca. ½ TL Currypulver
- Salz, frisch gemahlener Pfeffer
- 2 EL saure Sahne (10 % Fett)
- 1 TL Kreuzkümmelsamen

Zubereitung

1. Den Kürbis waschen, entkernen und in Würfel schneiden (die Schale kann mit verwendet werden). Den Knoblauch und den Ingwer schälen, fein würfeln und in 2 TL heißem Rapsöl andünsten.
2. Den Kürbis dazugeben und mitdünsten. Mit Brühe und Wasser ablöschen und etwa 15 Minuten köcheln lassen.
3. Den Kürbis in der Flüssigkeit mit dem Stabmixer fein pürieren. Die Suppe mit Curry, Salz und frisch gemahlenem Pfeffer abschmecken. Die saure Sahne und die Kreuzkümmelsamen einrühren und servieren.

Nährwerte pro Person:
192 kcal, 3,1 g Eiweiß, 14,2 g Fett, 10,8 g Kohlenhydrate

Möhrencremesuppe

Für 2 Personen,
Zubereitungszeit
25 Minuten

Zutaten

- 300 g Möhren
- 1 Zwiebel
- 1 walnussgroßes Stück Ingwer
- 1 EL Rapsöl
- 400 ml Gemüsebrühe
- 1 Bund Kresse
- Salz, Pfeffer
- Chiliflocken
- 30 ml Kokosmilch
- 20 g Kürbiskerne
- 2 Scheiben Brot (à 30 g)

Zubereitung

1. Die Möhren putzen, schälen und in Scheiben schneiden. Die Zwiebel und den Ingwer schälen, fein würfeln und im heißen Öl andünsten. Die Möhren dazugeben, kurz andünsten. Mit der Brühe ablöschen und etwa 15 Minuten köcheln.
2. Die Kresse vom Beet schneiden und waschen. Die Suppe mit dem Pürierstab fein pürieren. Mit Salz, Pfeffer und Chili abschmecken. Mit Kokosmilch, Kürbiskernen und Kresse anrichten. Das Brot dazureichen.

Nährwerte pro Person:
335 kcal, 8,7 g Eiweiß, 17,5 g Fett, 29,1 g Kohlenhydrate

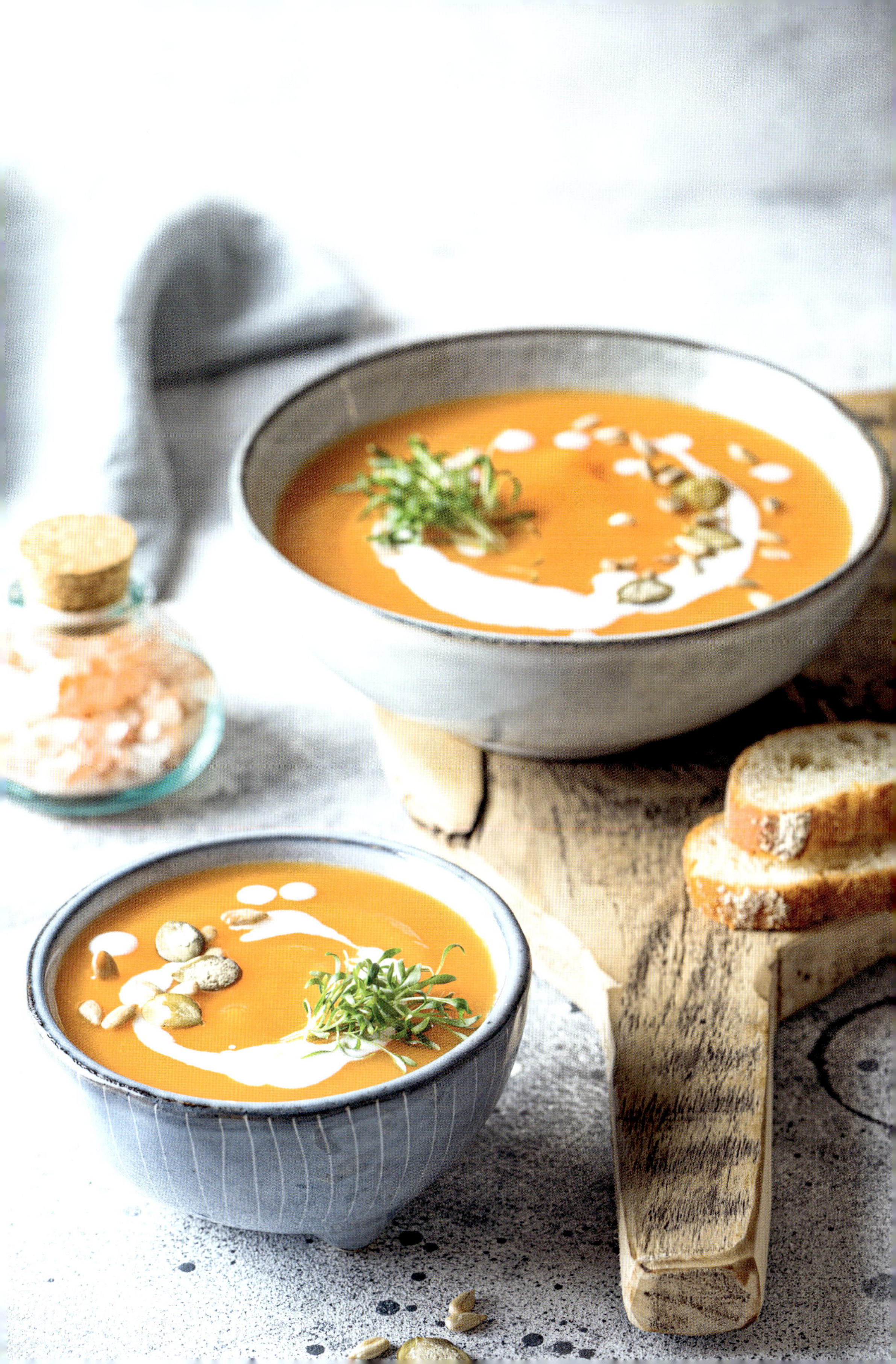

Sellerie-Fenchel-Suppe mit Putenstreifen

Für 2 Personen,
Zubereitungszeit:
35 Minuten

Zutaten

- 300 g Staudensellerie
- 1 Fenchelknolle
- 1 säuerlicher Apfel (z.B. Boskoop)
- 1 Zwiebel
- 2 EL Rapsöl
- 600 ml Gemüsebrühe
- 350 g Putenschnitzel
- 1 Scheibe Schwarzbrot
- Salz, Pfeffer
- 100 g Sojasahne

Zubereitung

1. Den Staudensellerie putzen, dabei das Grün aufbewahren, waschen und in Scheiben schneiden. Den Fenchel putzen, waschen, halbieren und den Strunk herausschneiden. Den Fenchel in Stücke schneiden. Den Apfel schälen, vierteln, entkernen und in Stücke schneiden.
2. Die Zwiebel schälen, würfeln und in 1 EL heißem Öl andünsten. Das Gemüse und den Apfel dazugeben und andünsten. Die Brühe angießen und alles etwa 15 Minuten köcheln lassen.
3. Das Putenschnitzel waschen, trocken tupfen und in dünne Streifen schneiden. Das Brot in Würfel schneiden. Das restliche Öl in einer beschichteten Pfanne erhitzen und das Fleisch darin 3 Minuten braten. Mit Salz und Pfeffer würzen. Herausnehmen. Die Brotwürfel im Bratfett kurz anrösten.
4. Das Selleriegrün hacken. Das Gemüse und den Apfel in der Brühe mit dem Stabmixer fein pürieren. Die Sojasahne unterrühren. Die Suppe noch einmal kurz erhitzen, aber nicht mehr kochen lassen. Mit Salz und Pfeffer abschmecken. Mit den Putenstreifen, Brotwürfeln und Selleriegrün anrichten.

Nährwerte pro Person:
333 kcal, 11,5 g Eiweiß, 19,6 g Fett, 24,1 g Kohlenhydrate

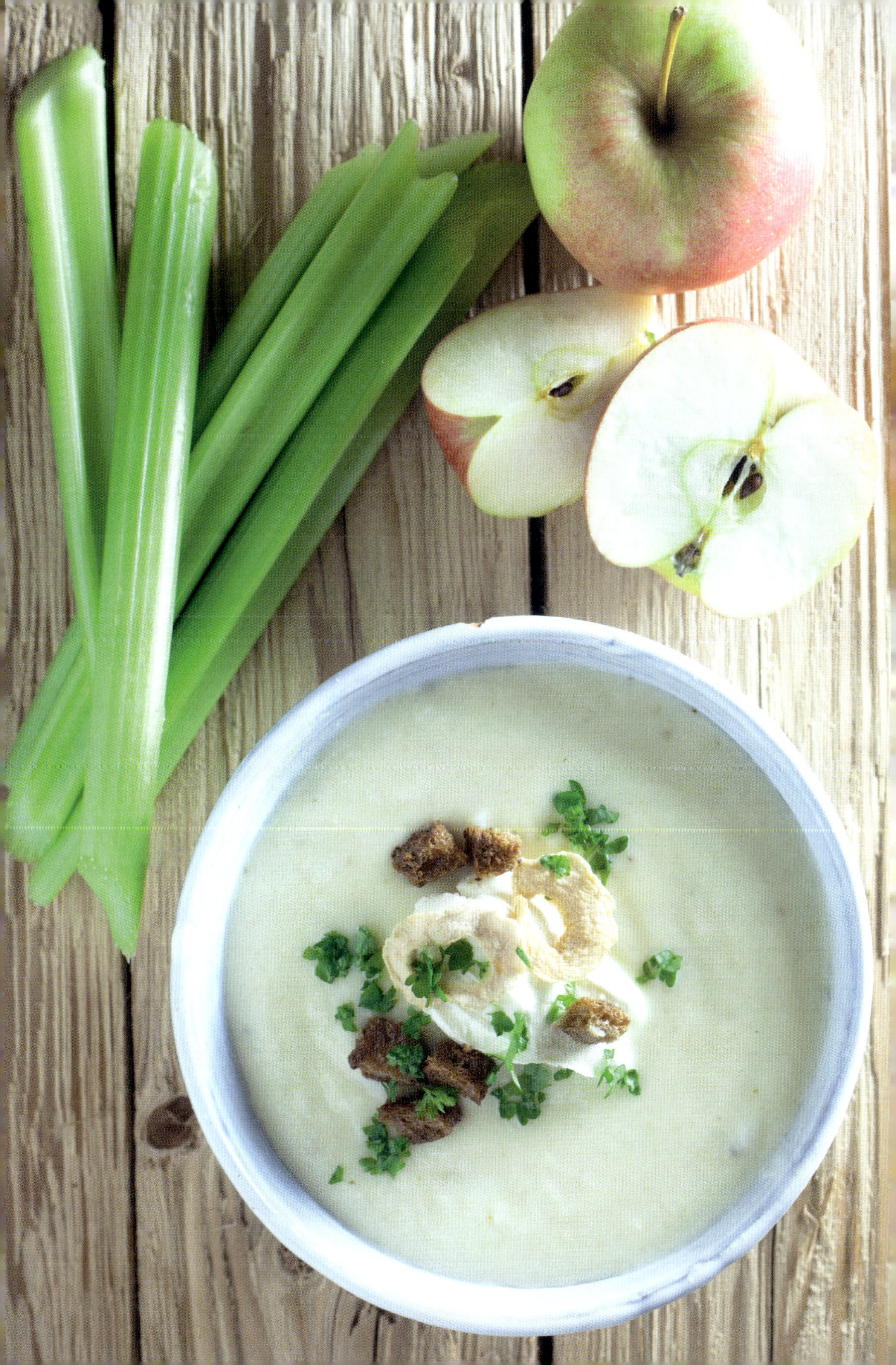

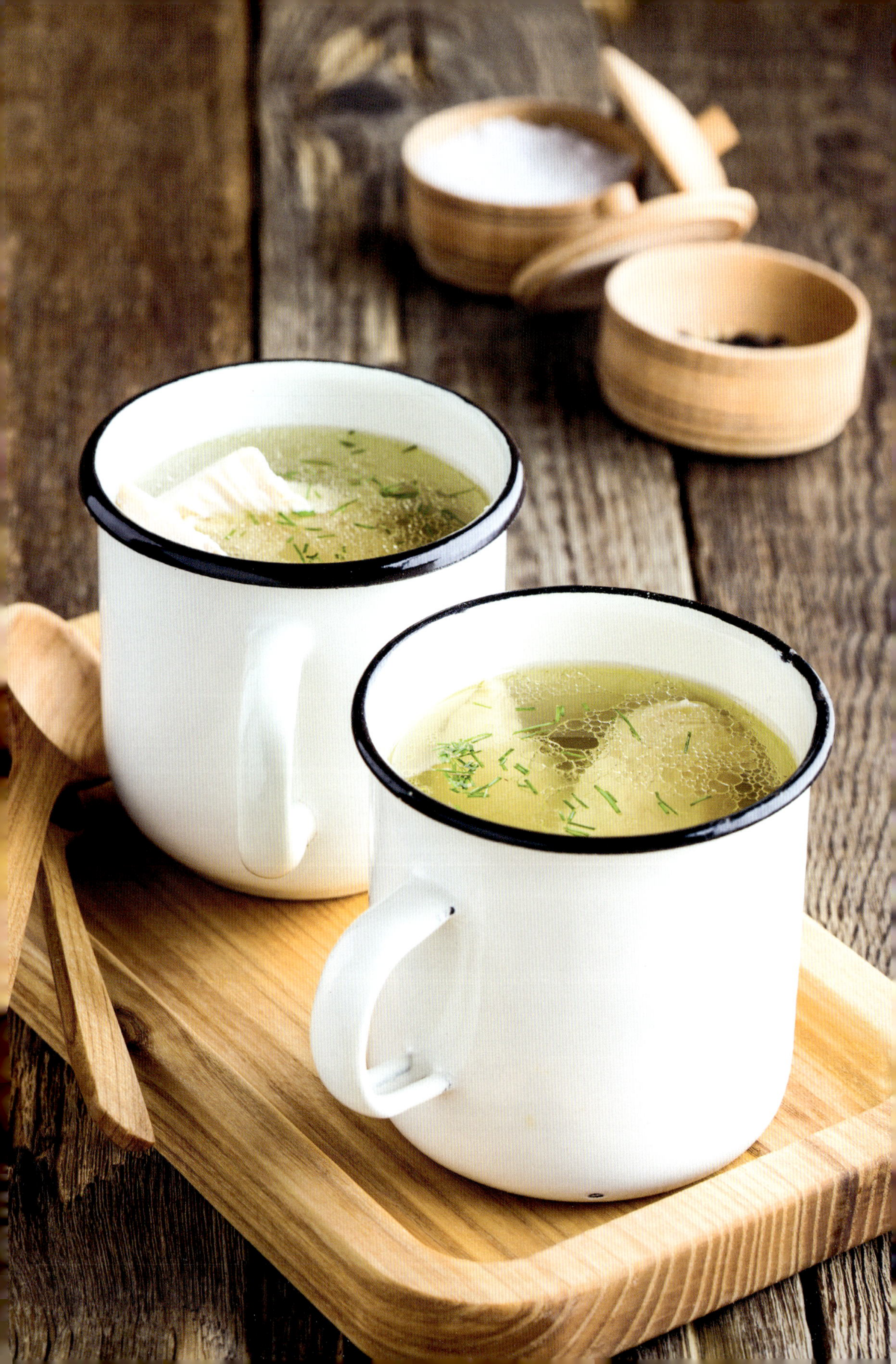

Hühner-Gemüse-Suppe

Für 2 Personen,
Zubereitungszeit:
35 Minuten

Zutaten

- 1 kleine Möhre
- 1 kleine Stange Lauch
- 2 kleine Pastinaken
- 400 g Hähnchenbrustfilet
- 200 ml Hühnerbrühe
- 300 ml Wasser
- 1 Lorbeerblatt
- ¼ Bund Schnittlauch
- Salz, Pfeffer
- frisch geriebene Muskatnuss

Zubereitung

1. Die Möhre putzen, schälen und würfeln. Den Lauch putzen, waschen und in Ringe schneiden. Die Pastinaken schälen und in Würfel schneiden. Das Hähnchenbrustfilet waschen, trocken tupfen und in Scheiben schneiden.
2. Die Brühe und das Wasser aufkochen. Gemüse, Fleisch und Lorbeerblatt hineingeben und etwa 10 Minuten köcheln lassen.
3. Den Schnittlauch waschen, trocken tupfen und in feine Röllchen schneiden. Die Suppe mit Salz, Pfeffer und Muskat abschmecken. Mit dem Schnittlauch bestreut servieren.

Nährwerte pro Person:
284 kcal, 49,3 g Eiweiß, 3,7 g Fett, 10,7 g Kohlenhydrate

Vegetarisches

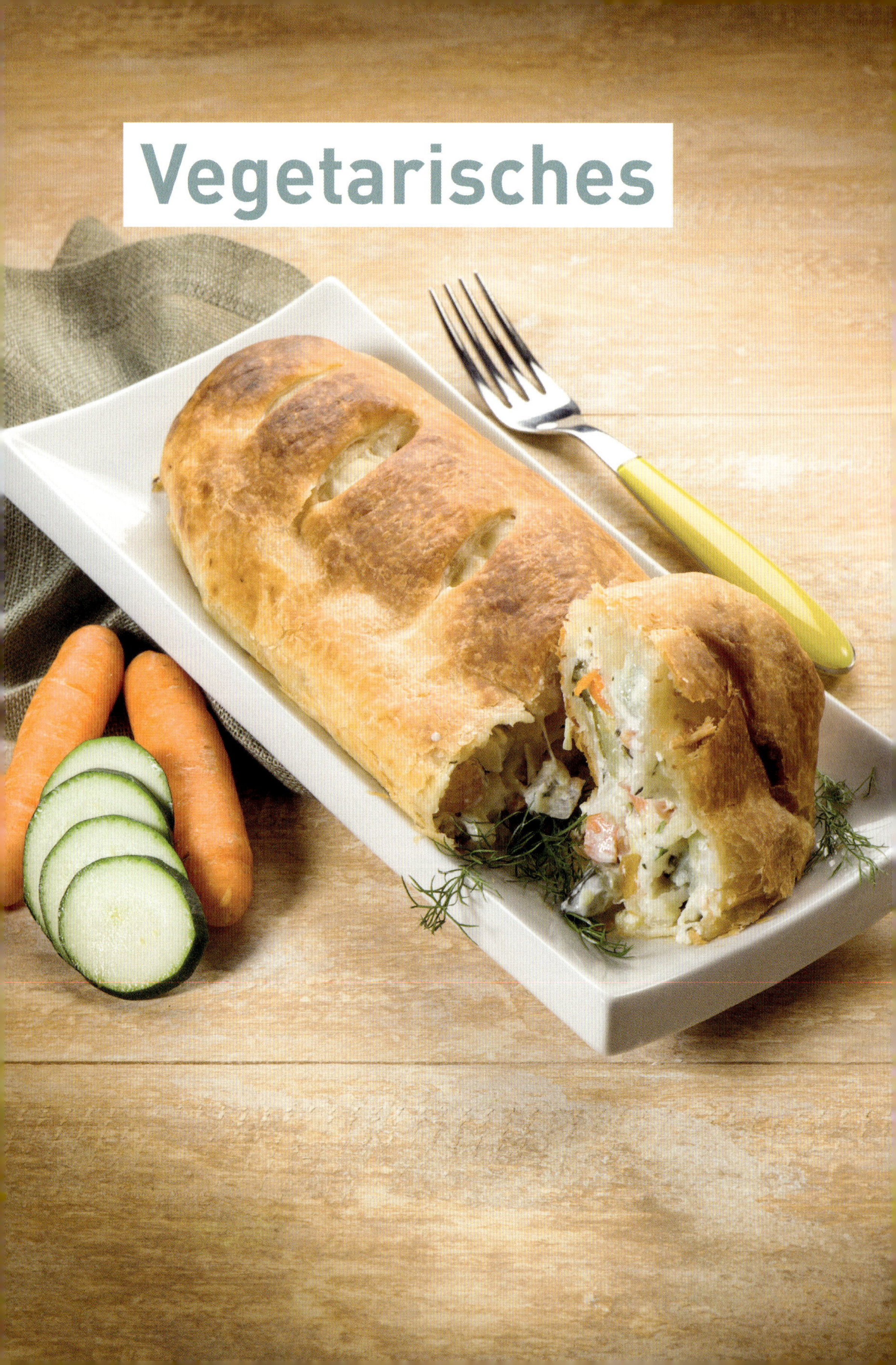

Möhrenstrudel

Für 2 Personen, Zubereitungszeit: 60 Minuten

Zutaten

- 2 Lagen Strudelteig (tiefgekühlt, ca. 40 x 40 cm)
- 500 g Möhren
- 100 g Zucchini
- 1 rote Chilischote
- 1 Zwiebel
- 2 EL Olivenöl
- ½ TL gemahlener Koriander
- Salz, Pfeffer
- 2–3 EL Dinkelmehl
- 2 EL Semmelbrösel (vorzugsweise Vollkorn)
- 2 EL Milch (1,5 % Fett)
- ¼ Bund Dill
- 150 g Joghurt (1,5 % Fett)

Zubereitung

1. Den Strudelteig nach Packungsanweisung auftauen lassen.
2. Die Möhren schälen und in feine Streifen schneiden. Die Zucchini waschen, längs vierteln und in Scheiben schneiden. Die Chilischote nach Wunsch entkernen, waschen und fein hacken. Die Zwiebel schälen, fein würfeln und im heißen Öl andünsten. Zucchini, Möhren und Chili dazugeben und etwa 8 Minuten dünsten. Das Gemüse mit Koriander, Salz und Pfeffer abschmecken. Abkühlen lassen.
3. Den Backofen auf 200 °C Ober-/Unterhitze vorheizen. Ein Backblech mit Backpapier auslegen.
4. Nacheinander 2 Strudel zubereiten. Dafür ein Teigblatt auf einem leicht bemehlten Geschirrhandtuch ausbreiten und mit 1 EL Semmelbrösel bestreuen. Die Hälfte der Gemüsefüllung auf das untere Drittel des Teigblattes geben. Die Enden zusammenklappen. Dann den Strudel mithilfe des Geschirrtuches fest aufrollen. Auf das Backblech legen. Den zweiten Strudel ebenso zubereiten.
5. Die Strudel mit der Milch bepinseln. Im Ofen auf der zweiten Schiene von unten etwa 30 Minuten backen.
6. Den Dill waschen, trocken tupfen und hacken. Joghurt, Dill, etwas Salz und Pfeffer verrühren. Die Strudel herausnehmen und mit dem Dip servieren.

Nährwerte pro Person:

471 kcal, 13,6 g Eiweiß, 14,7 g Fett, 65 g Kohlenhydrate

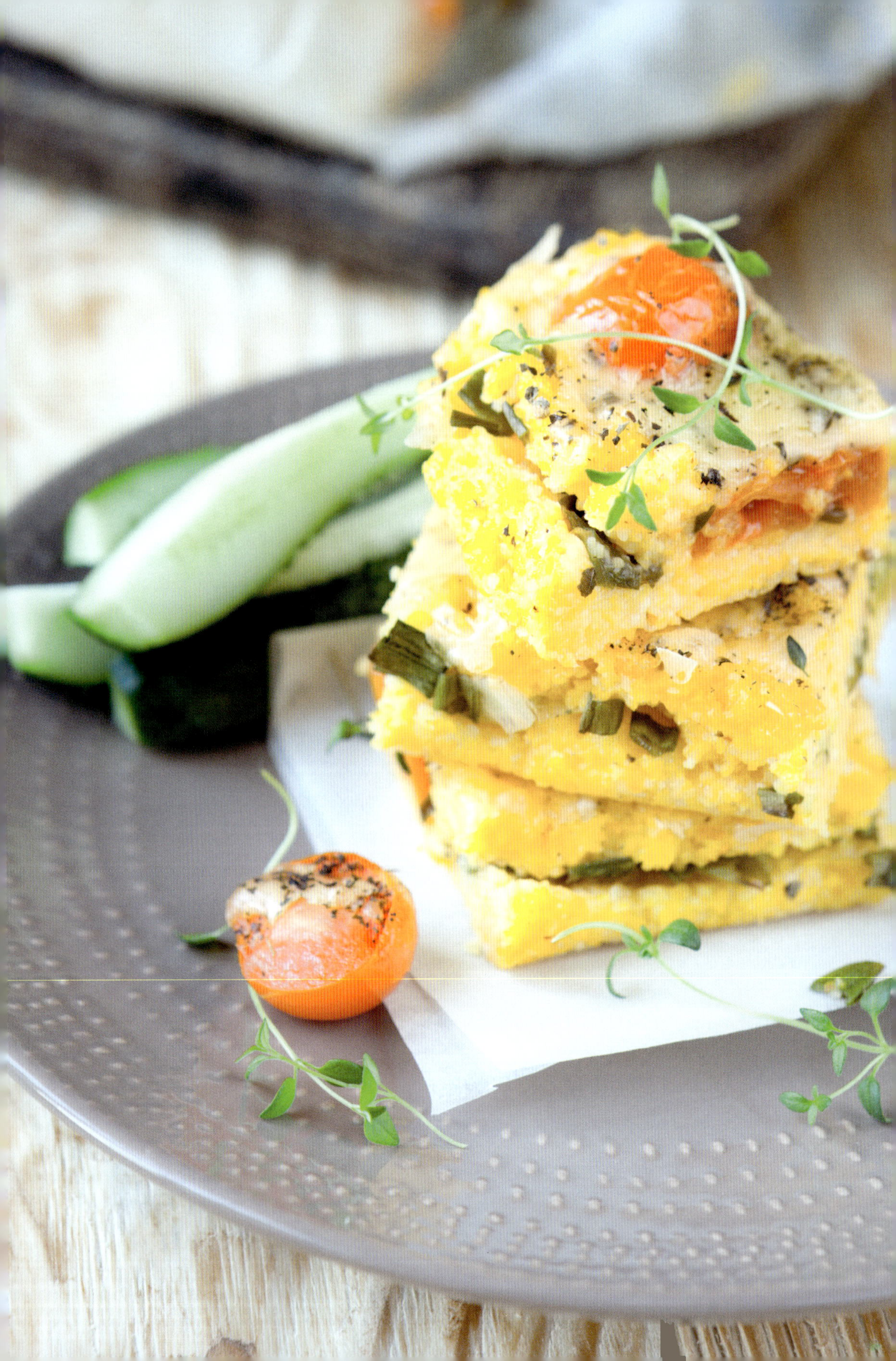

Polenta Italia

Für 2 Personen, Zubereitungszeit: 40 Minuten

Zutaten

- 1 kleine Knoblauchzehe
- 60 g Maisgrieß (Polenta)
- 250 ml kochende Gemüsebrühe
- 100 g Kirschtomaten
- Salz, Pfeffer
- je 3 Stiele Basilikum und Oregano
- 1 TL Olivenöl
- 30 g geriebener Parmesankäse
- 1 Bio-Salatgurke

Zubereitung

1. Den Knoblauch schälen und zerdrücken. Den Maisgrieß und den Knoblauch in die kochende Brühe geben und die Polenta nach Packungsanweisung ausquellen lassen.
2. Den Backofen auf 200 °C Ober-/Unterhitze vorheizen. Die Tomaten waschen, halbieren und mit Salz und Pfeffer würzen. Das Basilikum und den Oregano waschen, trocken tupfen und die Blättchen abzupfen.
3. Eine kleine Auflaufform mit dem Öl auspinseln. Die Polenta hineingeben und etwa 1 cm dick ausstreichen. Die Kräuter und die Tomaten darauf verteilen und mit Parmesan bestreuen. Im Ofen auf der mittleren Schiene ca. 10 Minuten überbacken.
4. Die Gurke schälen, der Länge nach vierteln und leicht pfeffern. Die Polenta herausnehmen und in Stücke schneiden. Die Gurke dazu reichen.

Nährwerte pro Person:
218 kcal, 8,8 g Eiweiß, 7,6 g Fett, 26,2 g Kohlenhydrate

Reispapier-Wraps

Für 2 Personen, Zubereitungszeit: 15 Minuten

Zutaten

- 100 g Möhren
- 100 g rote Paprikaschote
- 1 Frühlingszwiebel
- 50 g Salatgurke
- 4 Stiele Thai-Basilikum
- 4 Blätter Reispapier
- 2 TL Chilisauce

Zubereitung

1. Die Möhre schälen. Die Paprika und die Frühlingszwiebel putzen und waschen. Die Gurke schälen. Das Gemüse dann längs in feine Streifen schneiden.
2. Das Thai-Basilikum waschen, trocken tupfen und die Blättchen abzupfen.
3. Die Reispapierblätter leicht anfeuchten. Das Gemüse und das Basilikum darauf verteilen und fest aufrollen. Die Wraps mit der Chilisauce servieren.

Nährwerte pro Person:

114 kcal, 2,4 g Eiweiß, 0,4 g Fett, 23,2 g Kohlenhydrate

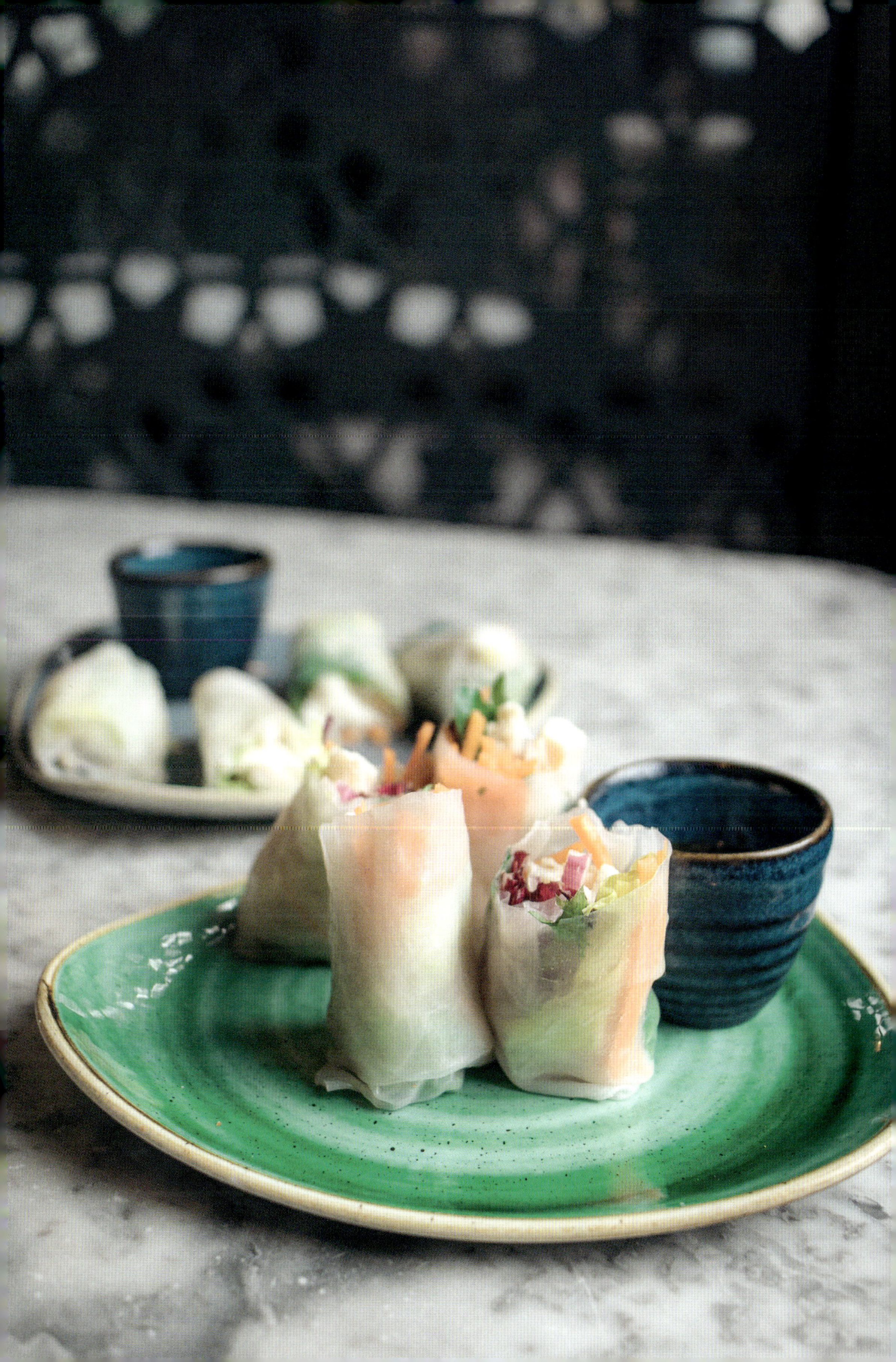

Sushi

Für 2 Personen,
Zubereitungszeit:
75 Minuten

Zutaten

- 100 g Sushi-Reis
- 1 EL Reisessig
- ½ TL Honig
- ¼ TL Salz
- 150 g Salatgurke
- ½ kleine reife Avocado (ca. 150 g)
- 1 grüne Paprikaschote (150 g)
- 1 Noriblatt (ca. 20 x 20 cm)
- 1 TL Wasabi (grüner Meerrettich)
- 25 g eingelegter Ingwer
- ca. 2 EL salzarme Sojasauce

Zubereitung

1. Den Reis waschen, bis das Wasser klar ist. 30 Minuten abtropfen lassen. Den Reis und 125 ml Wasser aufkochen, den Herd ausschalten und den Reis zugedeckt 15 bis 20 Minuten quellen lassen. Essig, Honig und Salz erwärmen. Den Reis auf ein Tablett geben und die Essigmischung darübergießen, dabei den Reis vorsichtig umrühren.
2. Die Gurke und die Avocado schälen und längs in dünne Streifen schneiden. Die Paprikaschote putzen, waschen und in dünne Streifen schneiden.
3. Das Noriblatt so auf eine Bambusrollmatte legen, dass der Rand mit der Matte abschließt. Den Reis mit angefeuchteten Händen darauf verteilen, dabei einen etwa 1 cm breiten Rand frei lassen. In die Mitte eine kleine Rille drücken. Etwas Wasabi (Vorsichtig: scharf) in die Rille streichen und die Gemüsestreifen hineinlegen. Mithilfe der Bambusmatte fest aufrollen. Die so entstandene Sushi-Rolle in Scheiben schneiden.
4. Die Sushi mit Wasabi, eingelegtem Ingwer und Sojasauce servieren.

Nährwerte pro Person:
326 kcal, 7 g Eiweiß, 8,3 g Fett, 52 g Kohlenhydrate

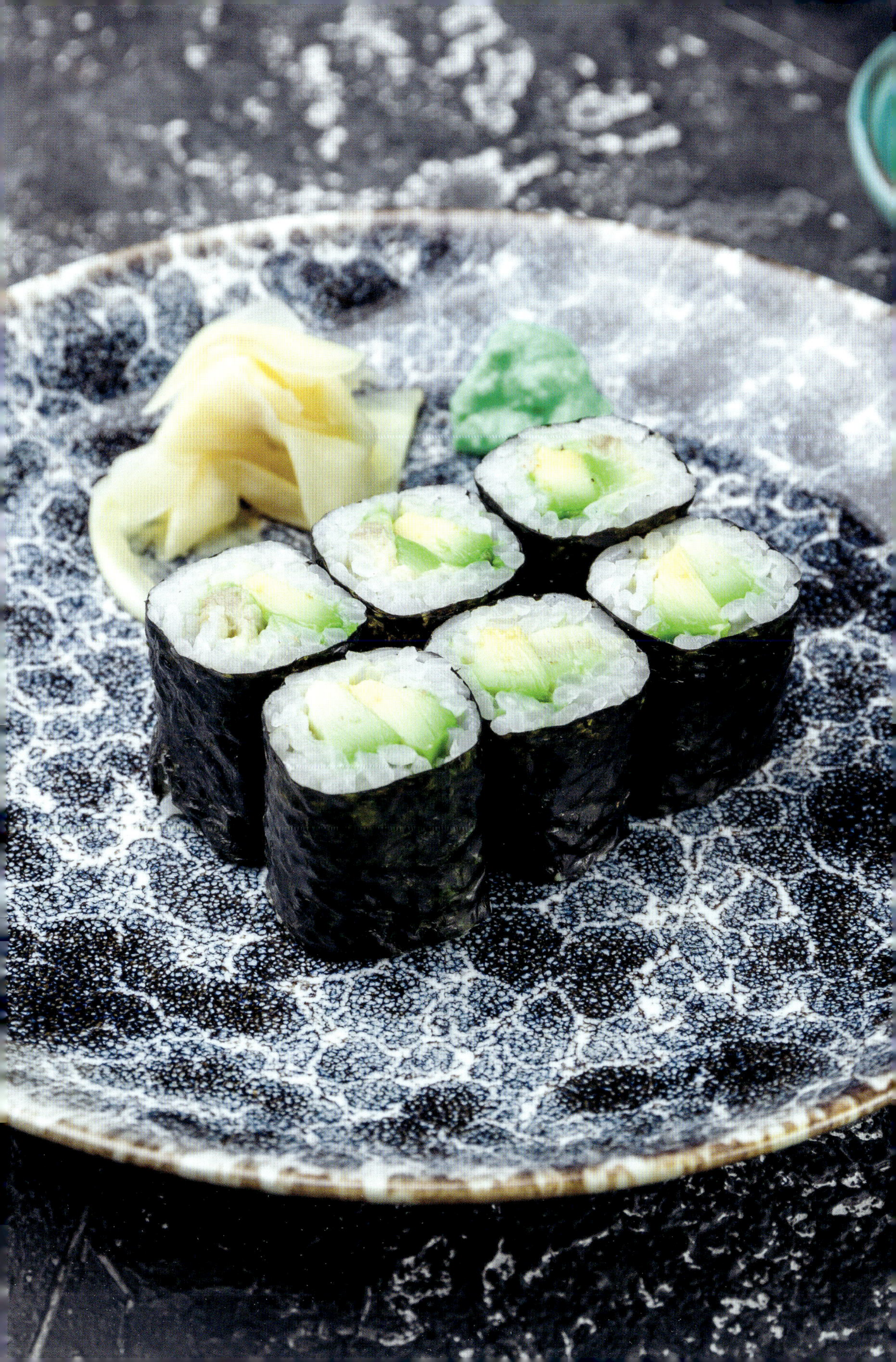

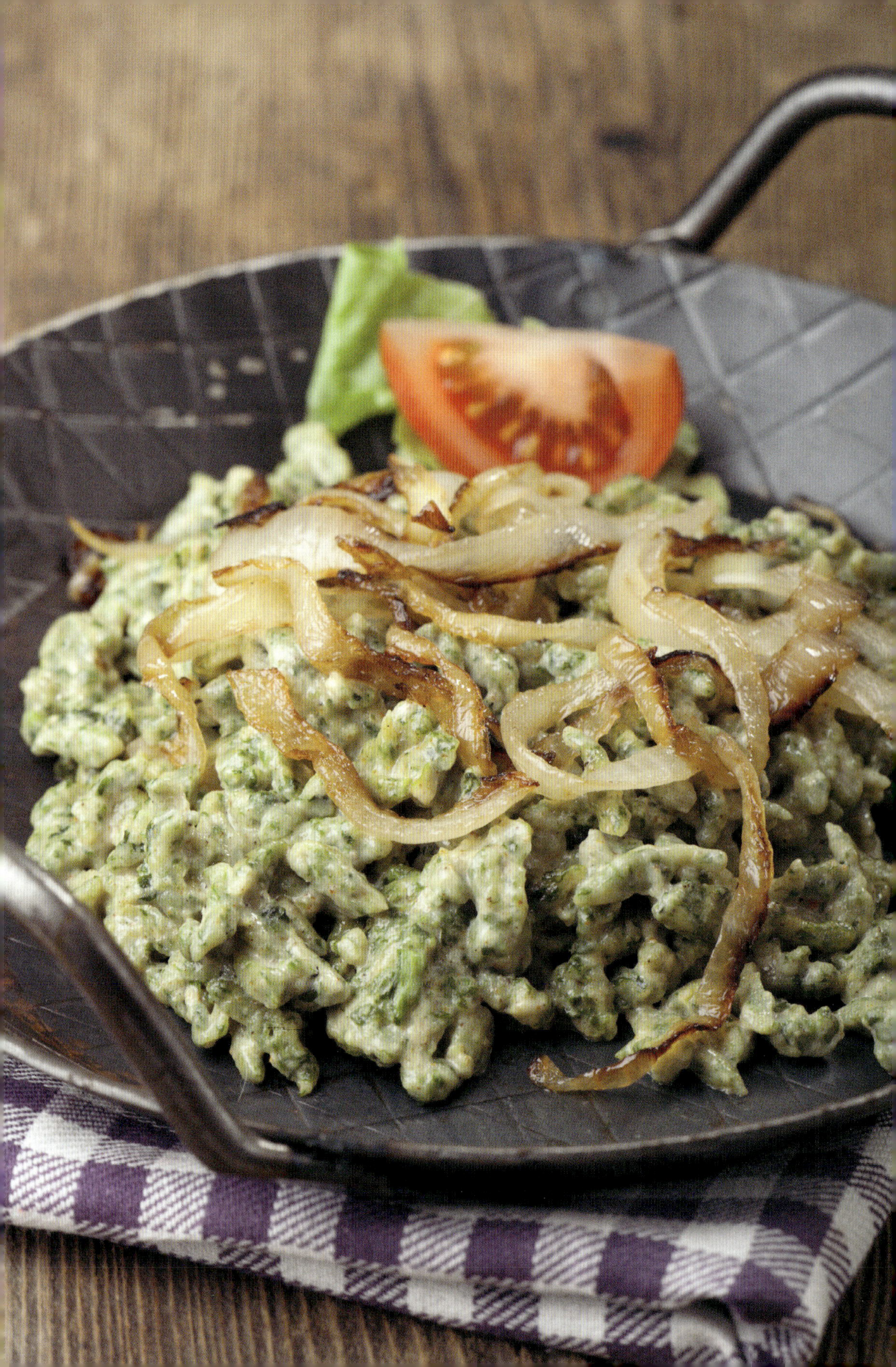

Kräuterspätzle

Für 2 Personen,
Zubereitungszeit:
40 Minuten

Zutaten

- 100 g Dinkelmehl (Type 630)
- 2 Eier (Größe L)
- 5 EL kaltes Wasser
- Salz
- ¼ Bund Petersilie
- ¼ Bund Kerbel
- 100 g Strauchtomaten
- 50 g Pflücksalat
- 1 EL Weißweinessig
- 1 TL mittelscharfer Senf
- Pfeffer
- 2 EL Olivenöl
- 150 g Zwiebeln

Zubereitung

1. Mehl, Eier, 1 TL Salz und Wasser in eine Schüssel geben und gut verrühren. Die Kräuter waschen, trocken tupfen, die Blättchen abzupfen und fein hacken. Die Kräuter unter den Teig rühren. Er sollte leicht fließend sein.
2. Einen großen Topf mit Salzwasser aufkochen. Die Tomaten waschen, in Viertel schneiden und in eine Schüssel geben. Den Pflücksalat putzen, waschen, klein zupfen und zu den Tomaten geben. Essig, Senf, Salz, Pfeffer und 1 EL Olivenöl zu einem Dressing verrühren. Über den Salat geben und untermischen.
3. Die Zwiebeln schälen, in Ringe schneiden und in 1 EL heißem Öl goldbraun braten.
4. Den Teig durch eine Spätzlepresse* in das kochende Wasser drücken und 2 bis 4 Minuten garen, bis die Spätzle oben schwimmen. Dann mit einer Schaumkelle herausnehmen und gut abtropfen lassen.
5. Die Spätzle auf Teller geben. Die Zwiebel darauf verteilen und den Salat dazureichen.

Nährwerte pro Person:
390 kcal, 15,5 g Eiweiß, 16,9 g Fett, 41,4 g Kohlenhydrate

! ***Tipp:** Wer keine Spätzlepresse hat, kann den Teig auch vom Brett schaben. Dafür ein Holzbrett ins kochende Wasser tauchen. Herausnehmen, etwas Teig darauf streichen und dann die Spätzle mit einem scharfen Messer direkt ins Wasser schaben.

Blumenkohlcurry

Für 2 Personen,
Zubereitungszeit:
40 Minuten

Zutaten

- ½ Kopf Blumenkohl (ca. 500 g)
- 2 grüne Chilischoten
- 1 Zwiebel
- 1 walnussgroßes Stück Ingwer
- 2 EL Rapsöl
- 2 EL mildes Currypulver
- 100 ml Gemüsebrühe
- 200 ml Kokosmilch
- 50 g gelbe Linsen
- Salz, Pfeffer
- 6 Stiele Koriander

Zubereitung

1. Den Blumenkohl putzen, waschen und in kleine Röschen teilen. Die Chilischoten putzen, nach Wunsch entkernen, waschen und fein würfeln. Die Zwiebel und den Ingwer schälen, würfeln und im heißen Öl andünsten. Das Currypulver und die Chilis hinzufügen und kurz andünsten. Den Blumenkohl dazugeben und andünsten. Die Brühe angießen und etwa 15 Minuten garen. Zum Schluss die Kokosmilch dazugießen.
2. Die Linsen waschen, abtropfen lassen und in gesalzenem Wasser etwa 10 Minuten kochen. Abgießen, zu dem Blumenkohl geben und untermischen. Mit Salz und Pfeffer abschmecken.
3. Den Koriander waschen, trocken tupfen und die Blättchen abzupfen. Das Curry mit den Korianderblättern anrichten und servieren.

Nährwerte pro Person:
459 kcal, 12,2 g Eiweiß, 34,1 g Fett, 22,4 g Kohlenhydrate

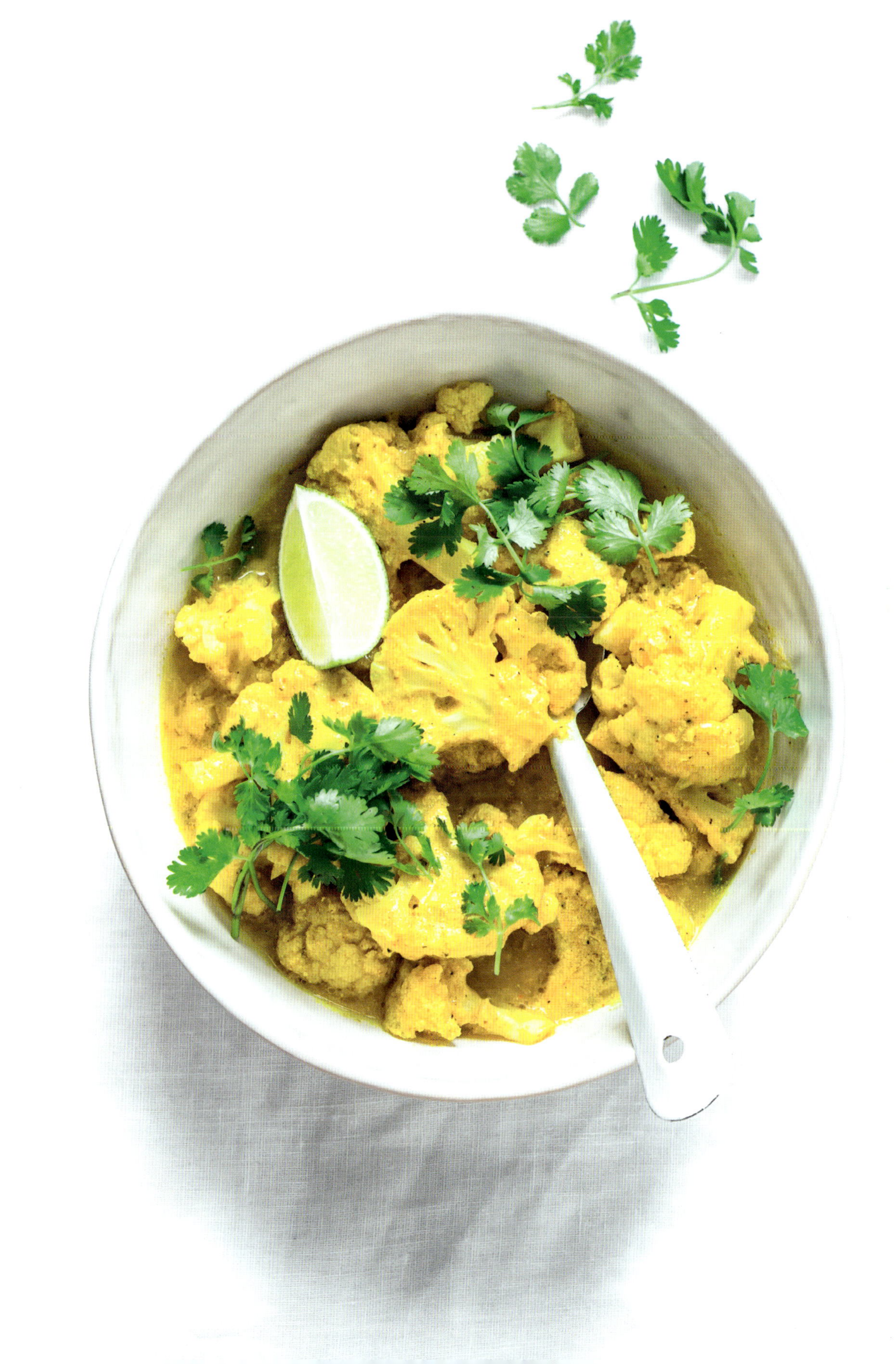

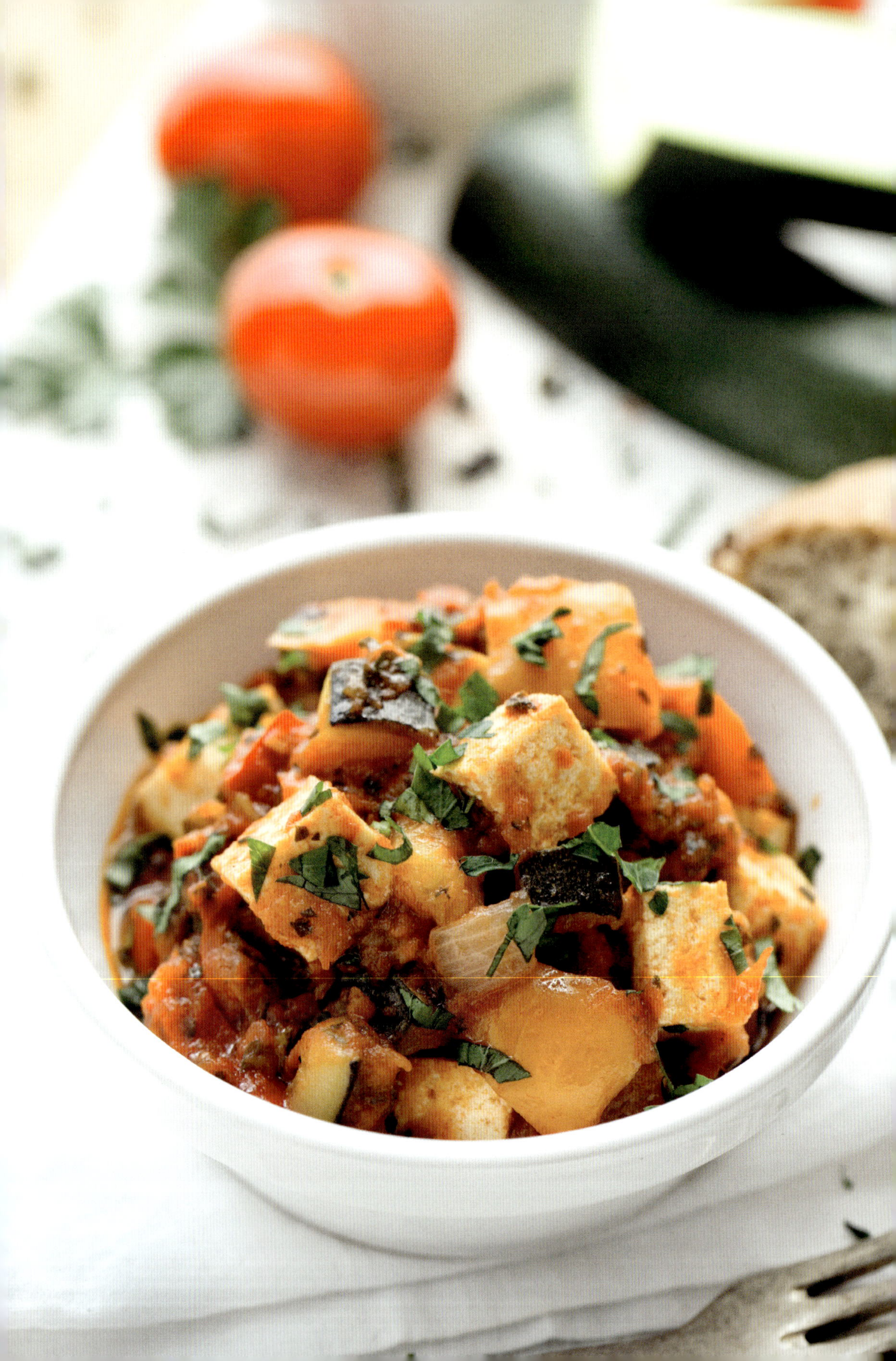

Gemüse-Linsen-Curry mit Tofu

Für 2 Personen,
Zubereitungszeit:
45 Minuten

Zutaten

- 200 g Möhren
- 1 gelbe Paprikaschote
- 1 kleine Zucchini
- 100 g kleine fest-kochende Kartoffeln
- 1 Zwiebel
- 100 g Tofu
- 2 EL Rapsöl
- 1 EL Tomatenmark
- Salz, Pfeffer
- 200 ml Gemüsebrühe
- 150 g rote Linsen
- 5 Stiele Koriander

Zubereitung

1. Die Möhren schälen und in Scheiben schneiden. Die Paprikaschote und die Zucchini putzen, waschen und in Stücke schneiden. Die Kartoffeln schälen, waschen und in kleine Würfel schneiden. Die Zwiebel schälen und fein würfeln.
2. Den Tofu ebenfalls in Würfel schneiden. 1 EL Öl erhitzen und den Tofu darin 5 Minuten kräftig anbraten. Herausnehmen.
3. Das restliche Öl in das Bratfett geben und die Zwiebel darin andünsten. Das vorbereitete Gemüse dazugeben und anbraten. Das Tomatenmark hinzufügen und kurz anschwitzen. Mit Salz und Pfeffer würzen. Die Brühe dazugießen und das Gemüse 10 bis 15 Minuten garen.
4. Die Linsen waschen und in gesalzenem Wasser etwa 10 Minuten kochen. Abgießen, zu dem Gemüse dazugeben und untermischen. Den Tofu dazugeben und alles kurz erhitzen.
5. Den Koriander waschen, trocken tupfen, die Blättchen abzupfen und grob hacken. Das Curry mit Salz und Pfeffer abschmecken und mit dem Koriander bestreuen.

Nährwerte pro Person:
540 kcal, 32,2 g Eiweiß, 17,2 g Fett, 59 g Kohlenhydrate

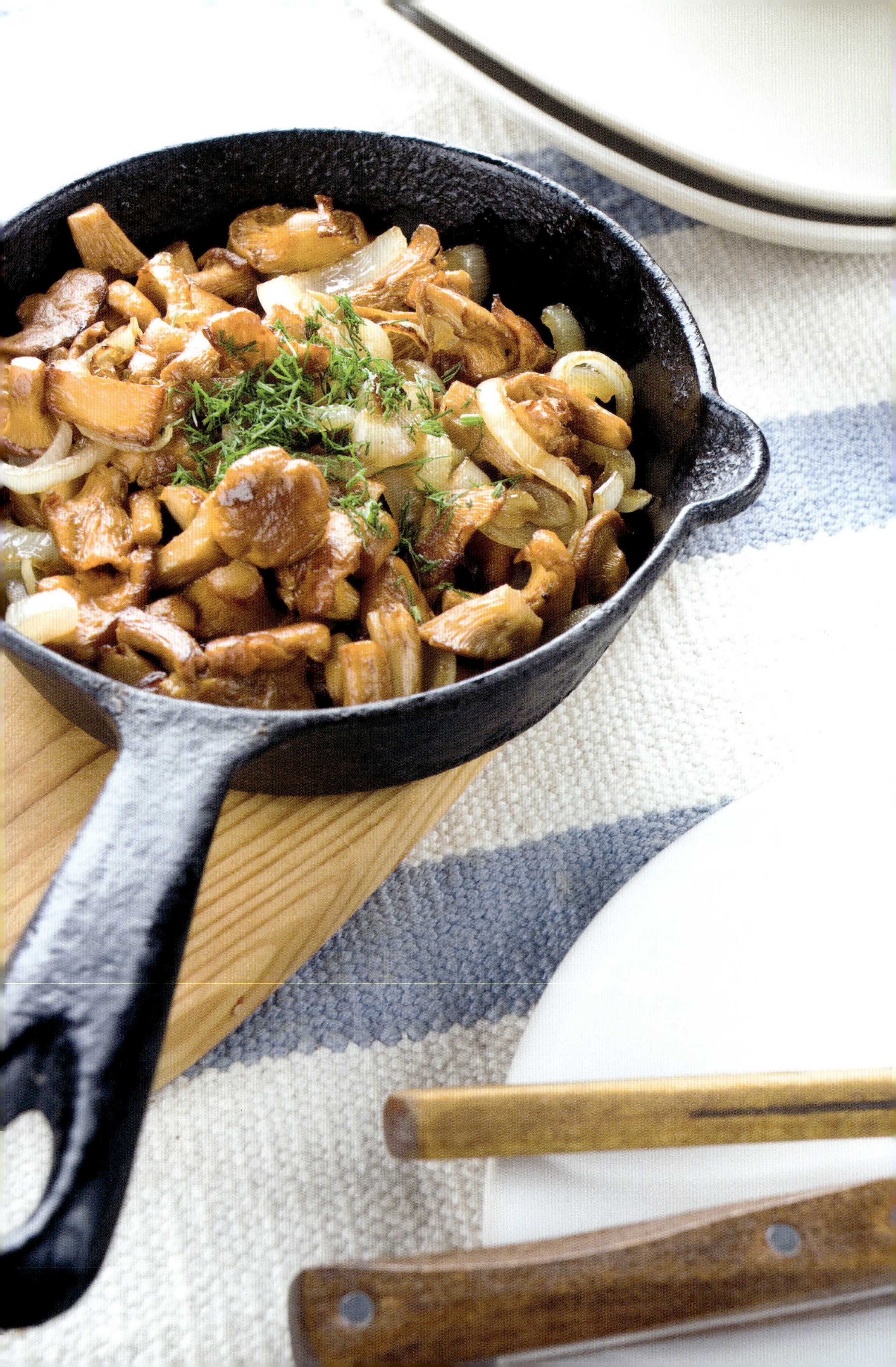

Pfifferlingspfanne

Für 2 Personen, Zubereitungszeit: 20 Minuten

Zutaten

- 300 g Pfifferlinge
- 1 Zwiebel
- 1 Bund Schnittlauch
- 2 EL Rapsöl
- Salz, Pfeffer
- 150 g Sojasahne
- 1 EL grober Senf

Zubereitung

1. Die Pfifferlinge putzen, waschen und gut abtropfen lassen. Die Zwiebel schälen und in Streifen schneiden. Den Schnittlauch waschen, trocken tupfen und in feine Röllchen schneiden.
2. Das Öl in einer beschichteten Pfanne erhitzen und die Pilze darin etwa 8 Minuten braten. Die Zwiebeln dazugeben und kurz mitbraten. Mit Salz und Pfeffer würzen. Die Sojasahne und den Senf dazugeben, unterrühren und kurz aufkochen lassen.
3. Die Pilzpfanne mit dem Schnittlauch bestreut servieren.

Nährwerte pro Person:

267 kcal, 6,5 g Eiweiß, 24,2 g Fett, 3,5 g Kohlenhydrate

Hauptspeisen mit Fleisch

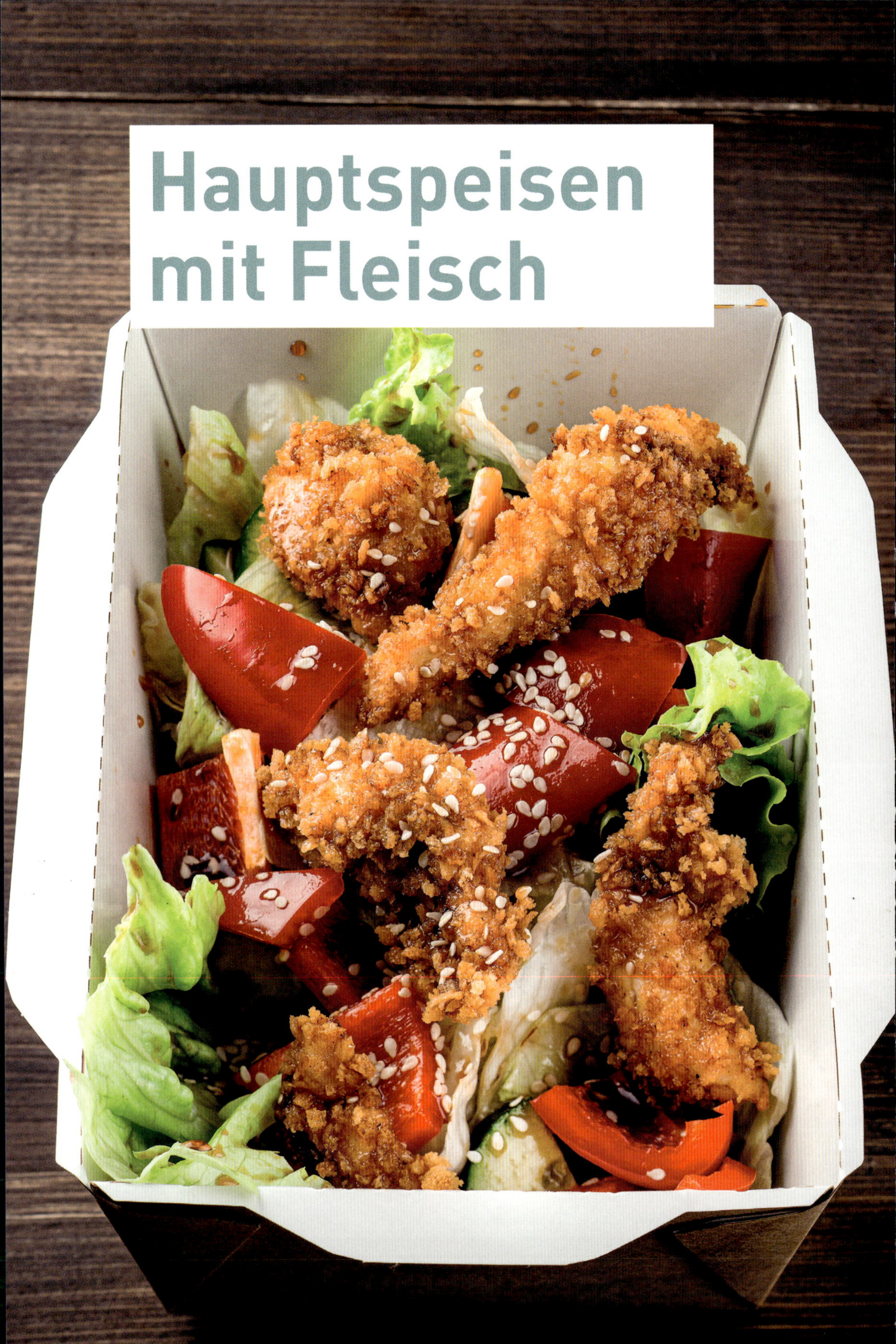

Gebackene Putennuggets mit Salat

Für 2 Personen, Zubereitungszeit: 35 Minuten

Zutaten

- 1 kleinen Eisbergsalat
- 1 Zucchini
- 1 rote Paprikaschote
- 2 EL Apfelessig
- Salz, Pfeffer
- 1 TL flüssiger Honig
- 3 EL Olivenöl
- 300 g Putenschnitzel
- 1 Ei (Größe M)
- 50 g Mandelmehl (teilentölt)
- 20 g Sesam

Zubereitung

1. Von dem Eisbergsalat die äußeren Blätter entfernen. Den Kopf halbieren, den Strunk herausschneiden und die Blätter ablösen. Dicke Blattrippen entfernen. Den Salat waschen und trocken schleudern. Die Zucchini putzen, waschen und in hauchdünne Scheiben schneiden. Die Paprika putzen, waschen und in Streifen schneiden.
2. Eisbergsalat, Paprika und Zucchini in einer Schüssel mischen. Apfelessig, Salz, Pfeffer, Honig und 1 EL Öl zu einem Dressing verrühren. Das Dressing über den Salat geben und gut vermischen.
3. Die Putenschnitzel waschen, trocken tupfen, mit Salz und Pfeffer würzen. Das Fleisch in Würfel oder Streifen schneiden. Das Ei in einem tiefen Teller verschlagen. Das Mandelmehl auf einen Teller geben. Das restliche Öl in einer beschichteten Pfanne erhitzen. Die Putenstücke erst in Mehl, dann in Ei wenden und im heißen Öl etwa 8 Minuten braten. Herausnehmen, auf Küchenpapier abtropfen lassen. Die Nuggets auf dem Salat anrichten und mit dem Sesam bestreuen.

Nährwerte pro Person:

525 kcal, 57,5 g Eiweiß, 25,5 g Fett, 10,5 g Kohlenhydrate

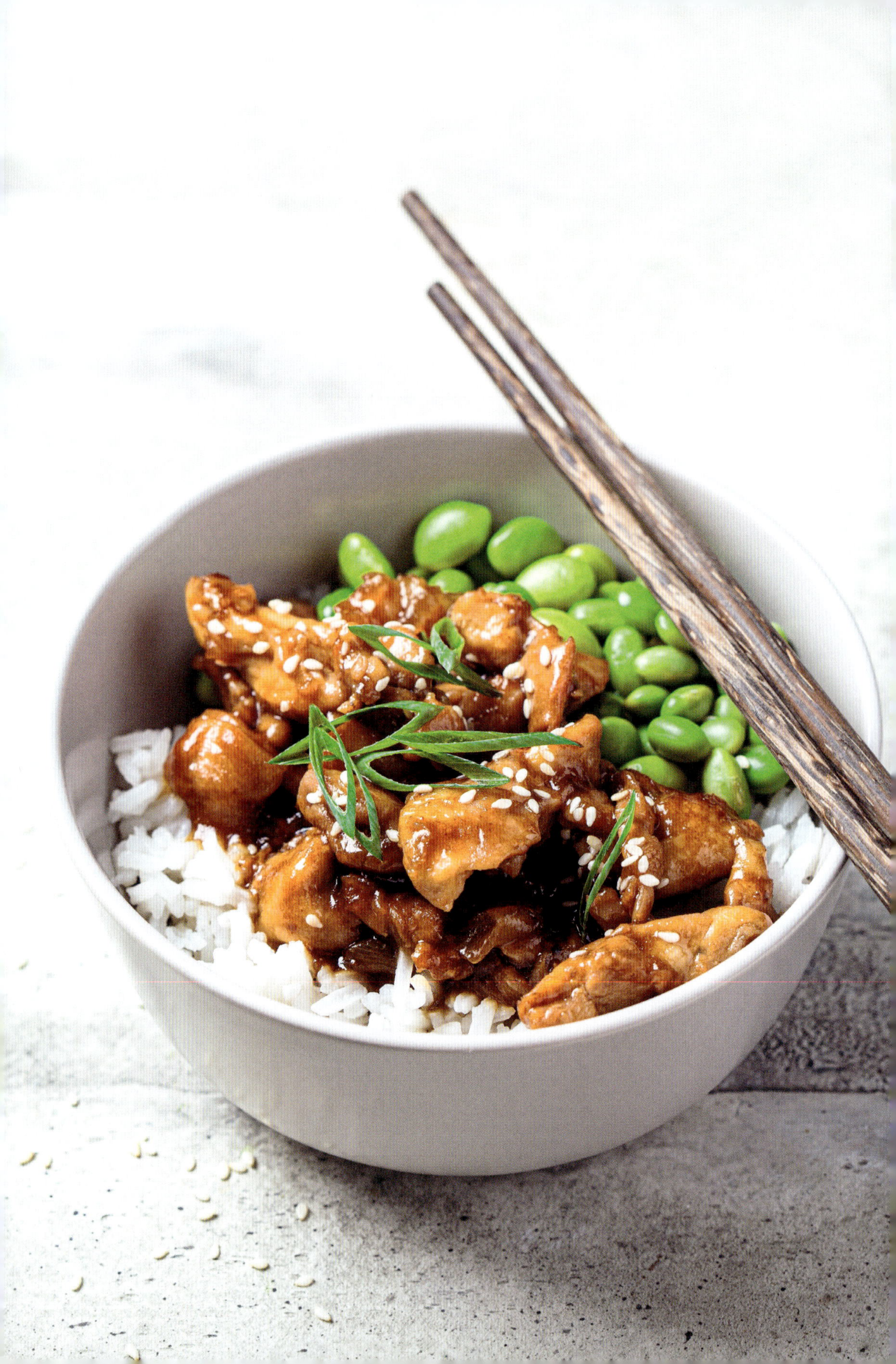

Teriyaki-Hühnchen mit Edamame

Für 2 Personen,
Zubereitungszeit:
40 Minuten

Zutaten

- 250 g Hähnchenbrustfilet
- Pfeffer
- 2 EL Teriyakisauce
- 100 g Basmatireis
  Salz
- 200 g Edamame-Schoten
- 1 TL Sesamöl
- 100 ml Brühe
- 1–2 TL Sojasauce
- 20 g Sesam
- 1 Msp. Wasabi (grüner Meerrettich)
- 1 Stängel Dill

Zubereitung

1. Das Hähnchenbrustfilet waschen, trocken tupfen und in Stücke schneiden. Mit Pfeffer würzen. Die Teriyakisauce darübergeben und 15 Minuten marinieren.
2. Den Reis in gesalzenem Wasser nach Packungsanweisung garen. Die Edamame in gesalzenem Wasser etwa 8 Minuten kochen. Abgießen und die Kerne aus den Schoten lösen. Den Dill waschen, trocknen und in zwei Fähnchen zupfen.
3. Das Sesamöl erhitzen und das Fleisch anbraten. Die Brühe und die Sojasauce dazugeben und etwa 6 Minuten weiterbraten. Die Edamame kurz mitbraten. Mit Salz, Pfeffer und Wasabi (Vorsicht: sehr scharf) abschmecken und mit dem Sesam bestreuen.
4. Den Reis auf 2 Schüsseln verteilen, das Fleisch und die Edamame darübergeben. Mit dem Dill dekoriert servieren.

Nährwerte pro Person:
555 kcal, 49 g Eiweiß, 14 g Fett, 54 g Kohlenhydrate

Zitronen-Hähnchenkeulen mit Römersalat

Für 2 Personen,
Zubereitungszeit:
50 Minuten

Zutaten

- 2 Hähnchenkeulen (à ca. 200 g)
- Salz, Pfeffer
- 1 Prise Paprikapulver
- 2 Bio-Zitronen
- 2 Zweige Rosmarin
- 2 Köpfe Römersalat
- 1 Orange
- 1 EL Aceto Balsamcio
- 1 EL Chilisauce
- 1 TL Honig
- 1 EL Olivenöl

Zubereitung

1. Den Backofen auf 200 °C Ober-/ Unterhitze vorheizen. Die Hähnchenkeulen waschen und trocken tupfen. Ringsherum mit Salz, Pfeffer und Paprika würzen. In einen Bräter legen. Die Zitronen heiß waschen, trocken reiben und in Scheiben schneiden. Den Rosmarin waschen und trocken tupfen. Zitronenscheiben und Rosmarin zu den Hähnchenkeulen geben. Im Backofen auf der mittleren Schiene 35 bis 40 Minuten braten.
2. Von dem Römersalat welke Blätter entfernen, die Köpfe halbieren und den Strunk herausschneiden. Die Blätter ablösen, waschen und trocken schleudern. Den Salat in Streifen schneiden und in eine Schüssel geben. Die Orange filetieren, dabei den Saft auffangen und die Filets in Stücke schneiden. Die Orangenstücke zum Blattsalat geben.
3. Aceto Balsamico, den aufgefangenen Orangensaft, Chilisauce, Salz, Pfeffer, Honig und Öl zu einem Dressing verrühren. Das Dressing über den Salat geben und gut vermischen. Die Hähnchenkeulen mit dem Salat servieren.

Nährwerte pro Person:
350 kcal, 27,2 g Eiweiß, 21,1 g Fett, 11,5 g Kohlenhydrate

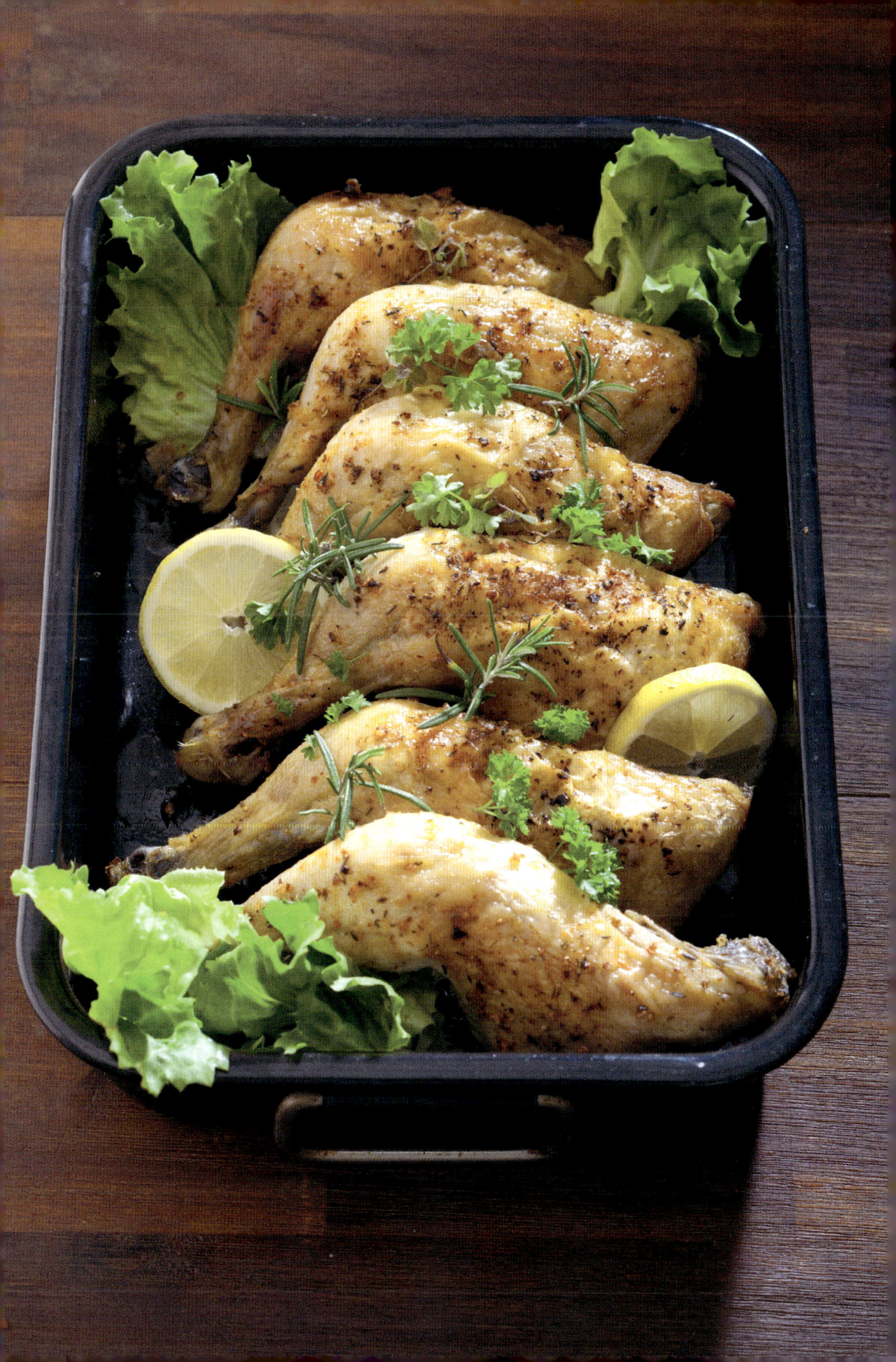

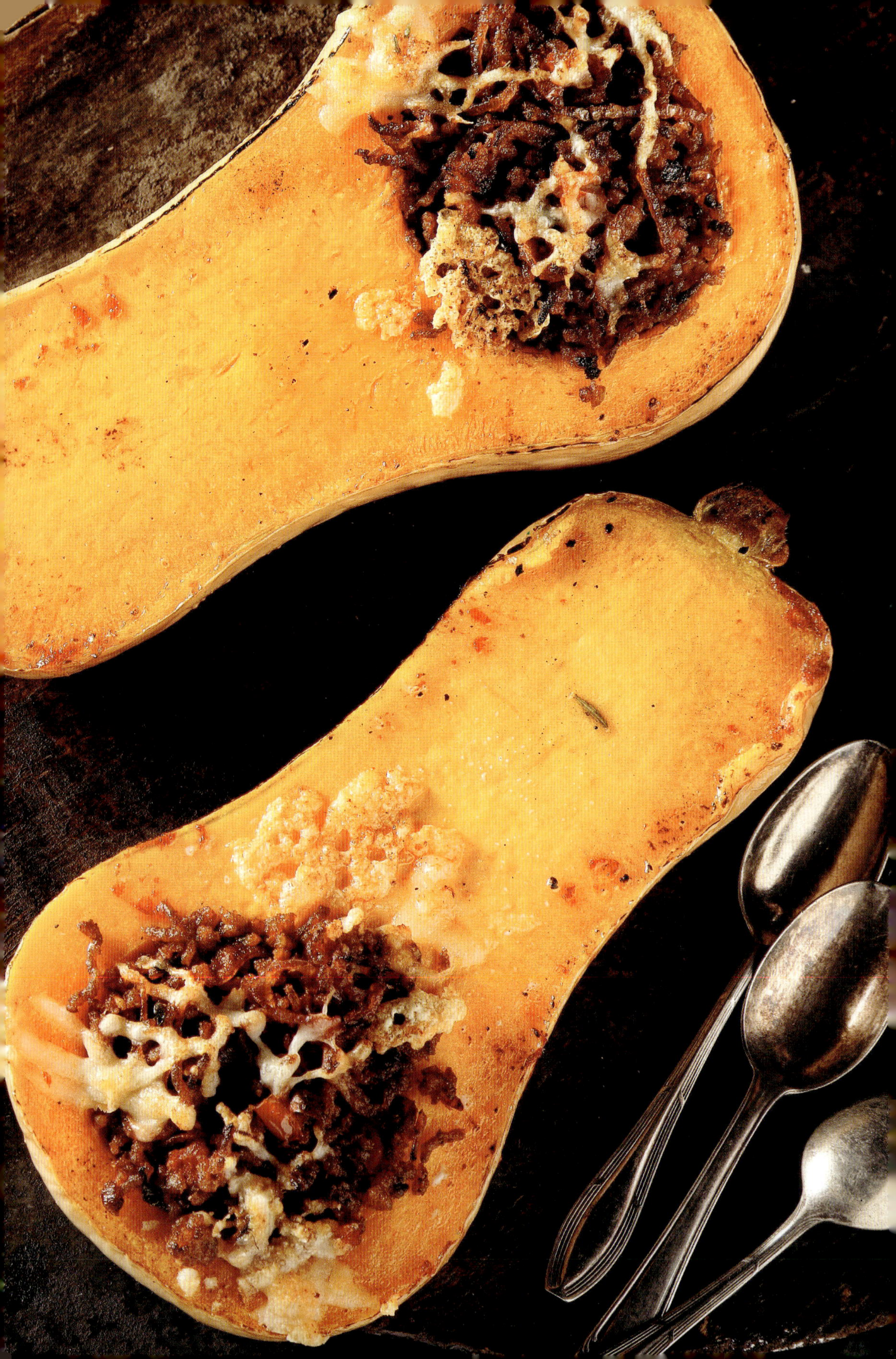

Kürbis gefüllt mit Hackfleisch

Für 2 Personen,
Zubereitungszeit:
70 Minuten

Zutaten

- 1 Kürbis (ca. 800 g, z.B. Butternut)
- 2 EL Olivenöl
- 1 Zwiebel
- 1 Knoblauchzehe
- 50 g Mais (aus der Dose)
- 200 g Rinderhackfleisch
- 1 EL Tomatenmark
- 100 g stückige Tomaten
- 1 TL getrockneter Oregano
- 1 TL Paprikapulver, rosenscharf
- Salz, Pfeffer
- 100 g geriebener Käse

Zubereitung

1. Den Backofen auf 200 °C Ober-/Unterhitze vorheizen. Den Kürbis längs halbieren, die Kerne entfernen und die Schnittflächen mit je ½ EL Olivenöl bepinseln. Mit den Schnittflächen nach unten auf ein mit Backpapier belegtes Backblech legen. Im Ofen 40 bis 45 Minuten backen.
2. Die Zwiebel und den Knoblauch schälen und fein würfeln. Den Mais abtropfen lassen. Das restliche Öl erhitzen und das Hackfleisch darin krümelig anbraten. Zwiebel und Knoblauch dazugeben und kurz mitbraten. Das Tomatenmark hinzufügen und kurz anschwitzen. Die Tomaten und den Mais untermischen und etwa 5 Minuten köcheln lassen.
3. Den Kürbis aus dem Ofen nehmen, kurz abkühlen lassen. Umdrehen und das Fruchtfleisch herauslösen. Das Kürbisfleisch unter die Hackfleischmasse mischen und mit Oregano, Paprika, Salz und Pfeffer abschmecken. Auf die Kürbishälften verteilen und den Käse darüberstreuen. Die Kürbishälften im Ofen auf der mittleren Schiene etwa 8 Minuten überbacken.

Nährwerte pro Person:
565 kcal, 33,4 g Eiweiß, 36,9 g Fett, 20,5 g Kohlenhydrate

Salate

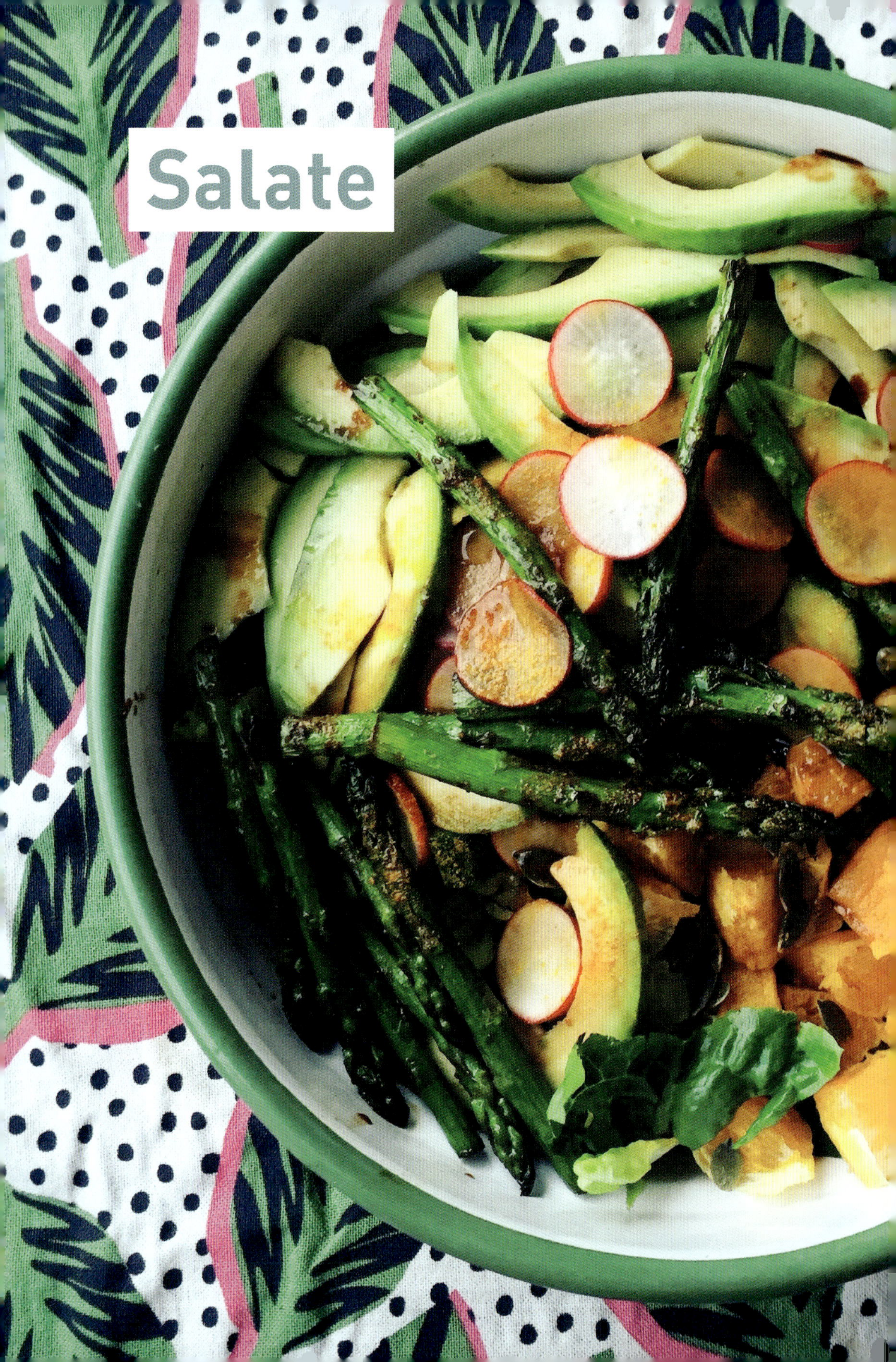

Bunter Spargelsalat

Für 2 Personen,
Zubereitungszeit:
30 Minuten

Zutaten

- 200 g grüner Spargel
- Salz
- 2 EL Aceto Balsamico
- Pfeffer
- 1 TL süßer Senf
- 2 EL Rapsöl
- ½ Avocado
- ½ Bund Radieschen
- 1 Orange
- 50 g junger Blattspinat

Zubereitung

1. Den Spargel waschen, im unteren Drittel schälen und die Enden abschneiden. Den Spargel in gesalzenem Wasser etwa 8 Minuten garen.
2. Aceto Balsamico, Salz, Pfeffer, Senf und Öl zu einem Dressing verrühren. Den Spargel herausnehmen, abtropfen lassen und in eine Schüssel geben. Das Dressing über den Spargel geben.
3. Die Avocado schälen und das Fruchtfleisch in dünne Spalten schneiden. Die Radieschen putzen, waschen und in dünne Scheiben schneiden. Die Orange so dick schälen, dass die weiße Haut mitentfernt wird. Die Orange in einzelne Filets zerlegen und klein schneiden.
4. Den Spinat verlesen, waschen und trocken schleudern. Avocado, Radieschen, Orange und Spinat zu dem Spargel geben und alles gut mischen.

Nährwerte pro Person:
234 kcal, 4,5 g Eiweiß, 17,6 g Fett, 11 g Kohlenhydrate

Nudelsalat mit grünem Gemüse

Für 2 Personen,
Zubereitungszeit:
35 Minuten

Zutaten

- 200 g Zuckerschoten
- Salz
- 150 g Penne
- ½ Broccoli
- 1 Limette
- 1 Prise roter Pfeffer
- 2 EL Rapsöl
- 3 EL saure Sahne
- 30 g geriebener Parmesan
- 2 EL Schnittlauchröllchen

Zubereitung

1. Die Zuckerschoten putzen und waschen. Den Broccoli waschen und in Röschen zerteilen. Beides in gesalzenem Wasser etwa 5 Minuten garen. Die Penne in gesalzenem Wasser nach Packungsanweisung kochen.
2. Die Zuckerschoten und den Broccoli abgießen und mit eiskaltem Wasser abschrecken. Die Nudeln abgießen, abtropfen lassen und in eine Schüssel geben. Das Gemüse hinzufügen.
3. Die Limette auspressen. Limettensaft, Salz, roter Pfeffer und Olivenöl zu einem Dressing verrühren. Das Dressing zu dem Salat geben und untermischen.
4. Die saure Sahne über den Nudelsalat klecksen und mit Parmesan und Schnittlauch bestreut servieren.

Nährwerte pro Person:
402 kcal, 12,8 g Eiweiß, 15,7 g Fett, 46 g Kohlenhydrate

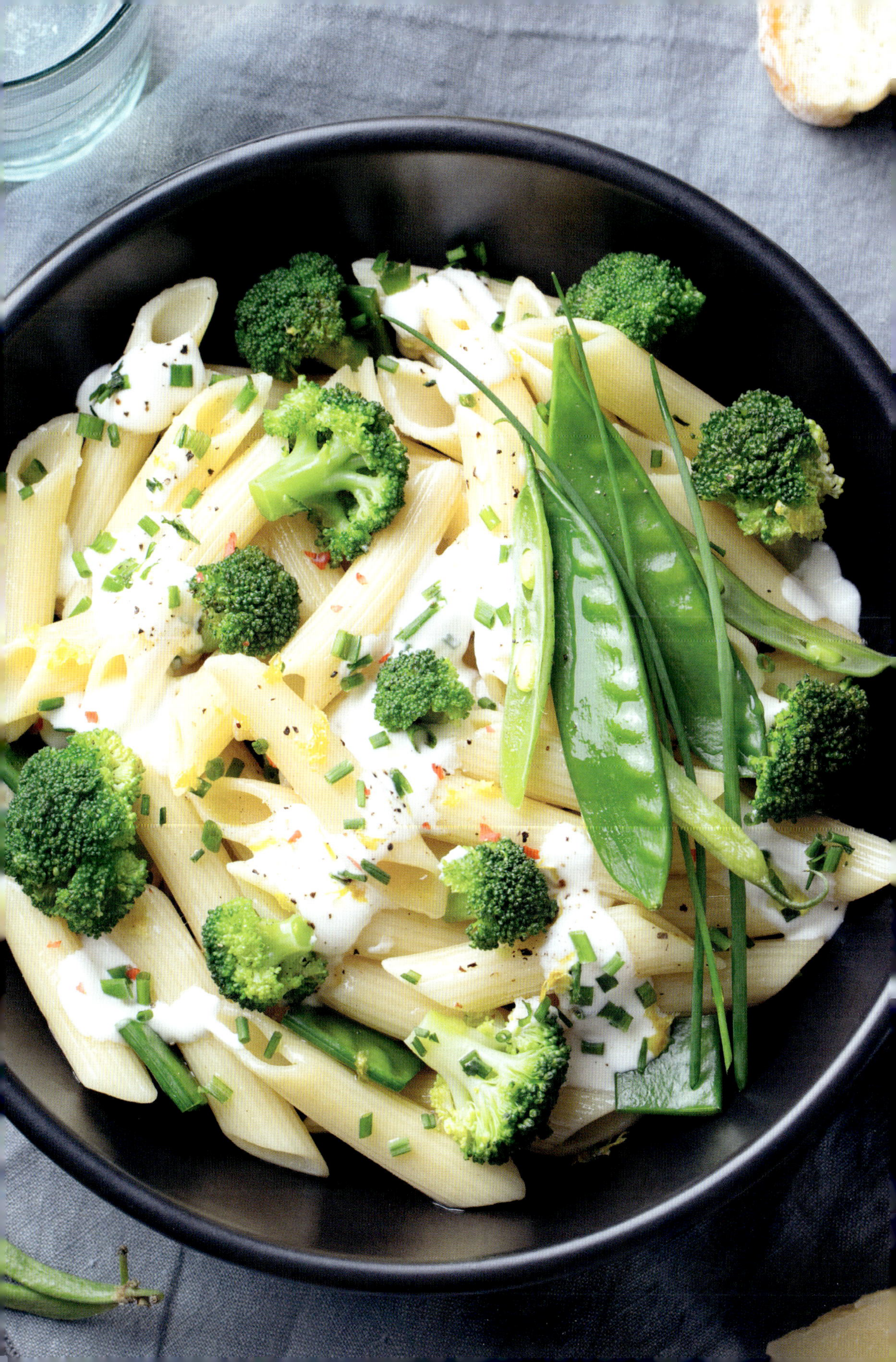

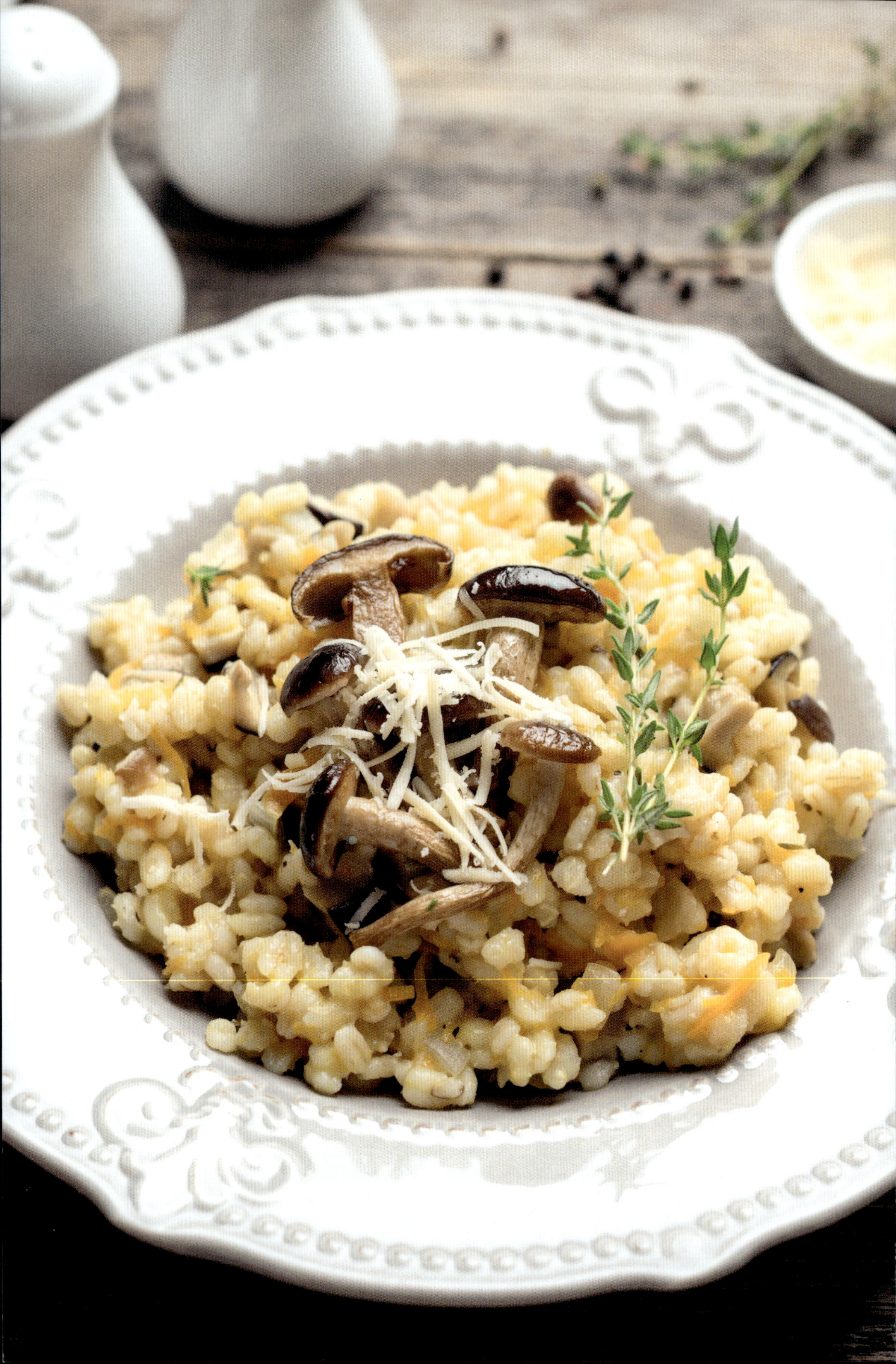

Graupen-Salat mit Pilzen

Für 2 Personen,
Zubereitungszeit:
35 Minuten

Zutaten

- 70 g Graupen
- Salz
- 300 g Pilze Ihrer Wahl
- 1 TL Rapsöl
- 1 kleine Möhre
- 30 g Parmesan
- ½ Bund Thymian
- 1 Zitrone
- Pfeffer
- 1 EL Olivenöl
- 20 g gehackte Walnusskerne

Zubereitung

1. Die Graupen in gesalzenem Wasser nach Packungsanweisung etwa 20 Minuten kochen.
2. Die Pilze putzen, waschen und in Scheiben schneiden. Die Möhre schälen und grob raspeln. Eine Pfanne mit dem Rapsöl erhitzen und die Pilze darin kurz anbraten. Zum Schluss die Möhrenraspel dazugeben und kurz mitbraten.
3. Den Parmesan hobeln. Den Thymian waschen, trocken schütteln, die Blättchen abzupfen und grob hacken. Die Graupen abgießen, abtropfen lassen und in eine Schüssel geben. Das Gemüse hinzufügen.
4. Die Zitrone auspressen. Zitronensaft, Salz, Pfeffer, Thymian und Olivenöl zu einem Dressing verrühren. Über den Graupen-Salat geben und untermischen. Den gehobelten Parmesan und die gehackten Walnusskerne darübergeben.

Nährwerte pro Person:
335 kcal, 10,6 g Eiweiß, 17,7 g Fett, 22 g Kohlenhydrate

Quinoasalat mit Feta

Für 2 Personen,
Zubereitungszeit:
30 Minuten

Zutaten

- 150 g Quinoa
- 300 ml Wasser
- Salz
- 200 g Kirschtomaten
- 50 g Rucola
- 3 EL Zitronensaft
- 3 EL Olivenöl
- Pfeffer
- 100 g Feta
- 20 g Mandeln

Zubereitung

1. Die Quinoa in 300 ml gesalzenem Wasser nach Packungsanweisung ausquellen lasen. In eine Schüssel geben und mit einer Gabel etwas auflockern. Abkühlen lassen.
2. Die Tomaten waschen und halbieren. Den Rucola verlesen, waschen und trocken schleudern. Die Tomaten und den Rucola unter die Quinoa mischen. Zitronensaft, Olivenöl, Salz und Pfeffer zu einem Dressing verrühren. Das Dressing zu dem Salat geben und untermischen.
3. Den Feta in kleine Stücke schneiden. Die Mandeln grob hacken. Beides über den Salat streuen und servieren.

Nährwerte pro Person:
645 kcal, 21,1 g Eiweiß, 37,3 g Fett, 51,5 g Kohlenhydrate

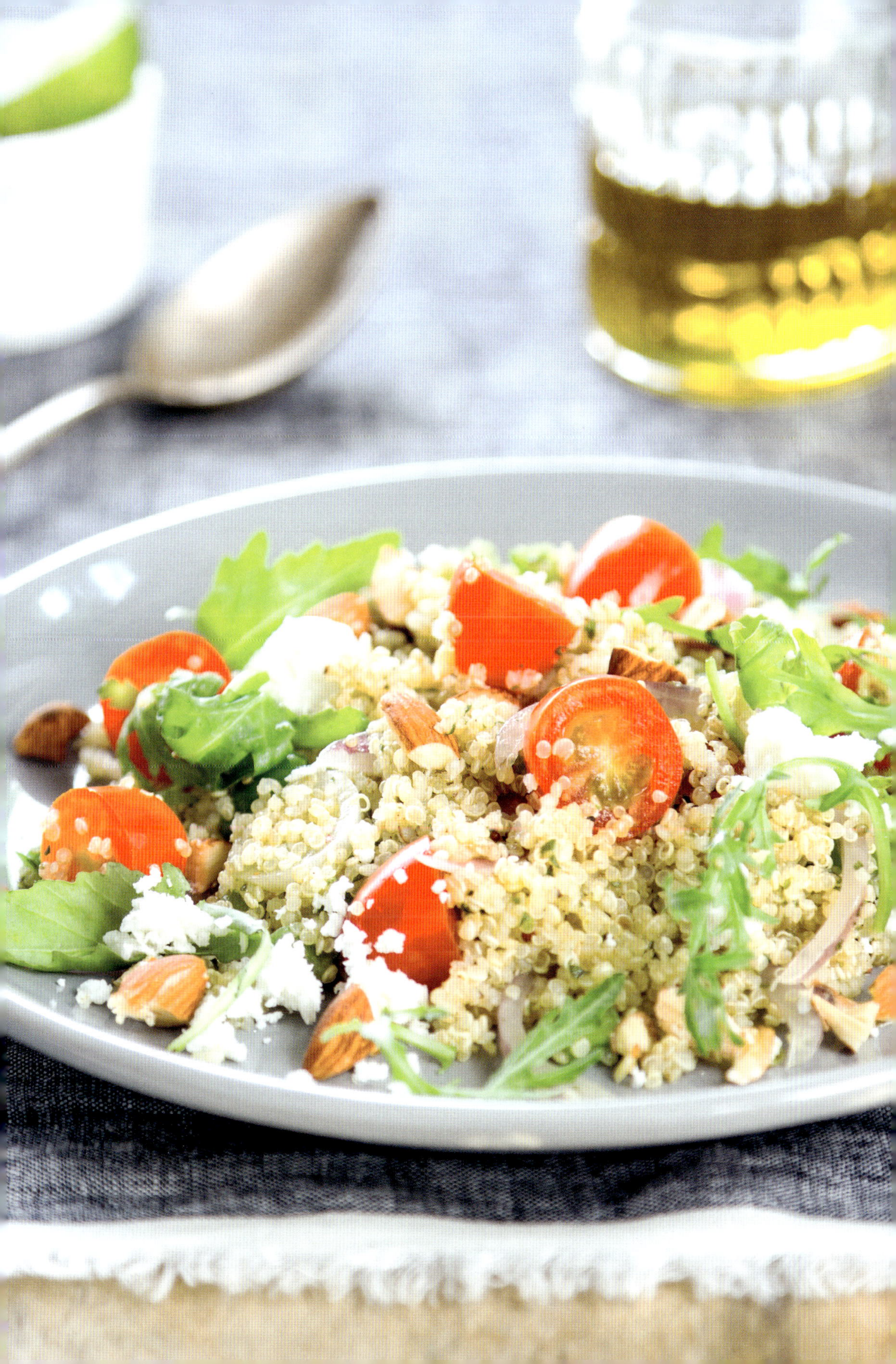

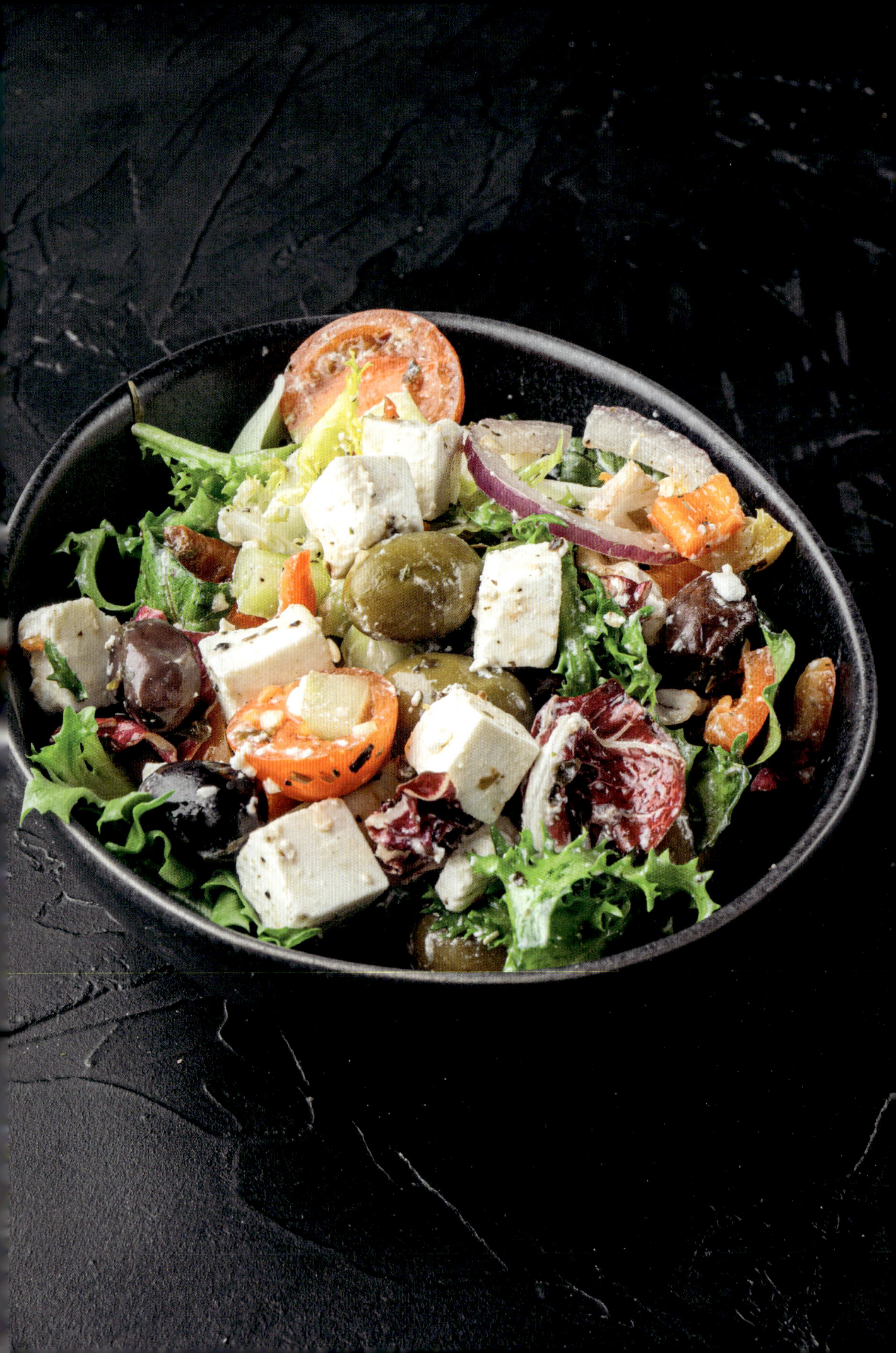

Griechischer Salat

Für 2 Personen,
Zubereitungszeit:
25 Minuten

Zutaten

- 100 g Tomaten
- 1 rote Zwiebel
- 75 g Friséesalat
- 75 g Radicchio
- 1 rote Paprikaschote
- ½ Salatgurke
- 100 g Fetakäse
- 50 g Oliven (schwarz oder grün ohne Stein)
- 2 EL Aceto Balsamico
- 1 TL mittelscharfer Senf
- ½ TL Oregano
- 1 Prise Majoran
- Salz, Pfeffer
- 1 TL Olivenöl

Zubereitung

1. Die Tomaten waschen und halbieren oder in Scheiben schneiden. Die Zwiebel schälen und in Ringe schneiden. Den Friséesalat und den Radicchio putzen, waschen und trocken schleudern. Die Blätter klein zupfen. Die Paprikaschote putzen, waschen und in Streifen oder Würfel schneiden. Die Gurke schälen und in Würfel schneiden.
2. Tomaten, Zwiebel, Blattsalate, Paprika und Gurke in einer Schüssel mischen. Den Feta würfeln und mit den Oliven zum Salat geben.
3. Aceto Balsamico, Senf, Oregano, Majoran, Salz, Pfeffer und Öl zu einem Dressing verrühren. Das Dressing über den Salat geben und gut vermischen.

Nährwerte pro Person:
273 kcal, 11,2 g Eiweiß, 19,3 g Fett, 9,9 g Kohlenhydrate

Desserts

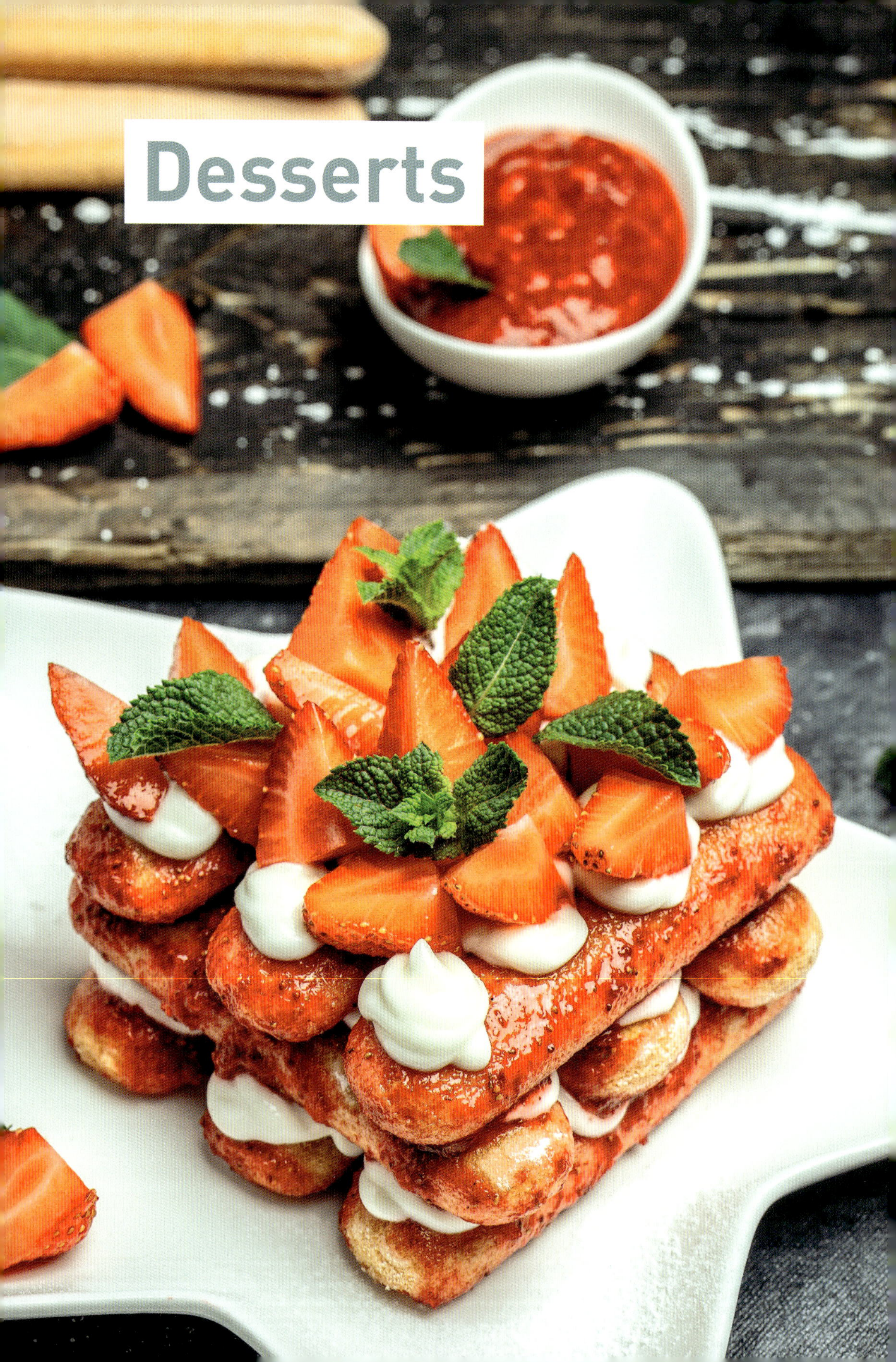

Erdbeer-Tiramisu

Für 2 Personen, Zubereitungszeit (ohne Kühlzeit): 25 Minuten

Zutaten

- 300 g Erdbeeren
- 1 EL Erythrit
- 50 g Mascarpone
- 150 g Magerquark
- 1 EL Zitronensaft
- 1 Päckchen Bourbon-Vanillezucker
- 60 g Löffelbiskuits
- 2 EL Orangensaft
- einige Zitronenmelisseblättchen

Zubereitung

1. Die Erdbeeren waschen, putzen und in Scheiben schneiden. Ein Drittel davon pürieren und mit dem Erythrit süßen. Mascarpone, Quark, Zitronensaft und Vanillezucker verrühren.
2. Zum Einschichten des Tiramisu ein Drittel der Löffelbiskuits nebeneinander in eine flache Auflaufform legen. Mit 1 EL Orangensaft beträufeln. Ein Drittel der Creme darauf streichen oder mit einem Spritzbeutel Tupfen darauf spritzen. Etwas Erdbeerpüree darauf verteilen. Ein Drittel der Erdbeerscheiben darauf verteilen. Dann die restlichen Zutaten in gleicher Weise darüberschichten.
3. Das Tiramisu etwa 1 Stunde kühl stellen. Mit Zitronenmelisseblättchen anrichten und servieren.

Nährwerte pro Person:
370 kcal, 16,1 g Eiweiß, 13 g Fett, 43,4 g Kohlenhydrate

Avocado-Spinat-Eis

Für 2 Personen, Zubereitungszeit (ohne Gefrierzeit): 15 Minuten

Zutaten

- 1 reife Avocado
- 10 g Blattspinat
- 1 EL Limettensaft
- 1 TL geriebene Bio-Limettenschale
- 1 EL Reissirup
- 100 ml ungesüßte Mandelsahne
- 2 TL Kakaonibs

Zubereitung

1. Die Avocado halbieren, den Kern entfernen und die Hälften schälen. Das Fruchtfleisch in einen hohen Rührbecher geben. Den Spinat verlesen, waschen und trocken tupfen.
2. Spinat, Limettensaft, Limettenschale und Reissirup zu der Avocado geben und mit dem Stabmixer fein pürieren. Die Mandelsahne unterrühren.
3. Die Masse in einer Eismaschine etwa 30 Minuten gefrieren lassen oder in einer Schale etwa 4 Stunden ins Tiefkühlfach stellen, dabei stündlich mit einem Schneebesen kräftig durchrühren.
4. Mit einem Kugelausstecher Kugeln formen und auf 2 Gläser verteilen. Mit den Kakaonibs garnieren.

Nährwerte pro Person:
221 kcal, 2,8 g Eiweiß, 16,6 g Fett, 12,6 g Kohlenhydrate

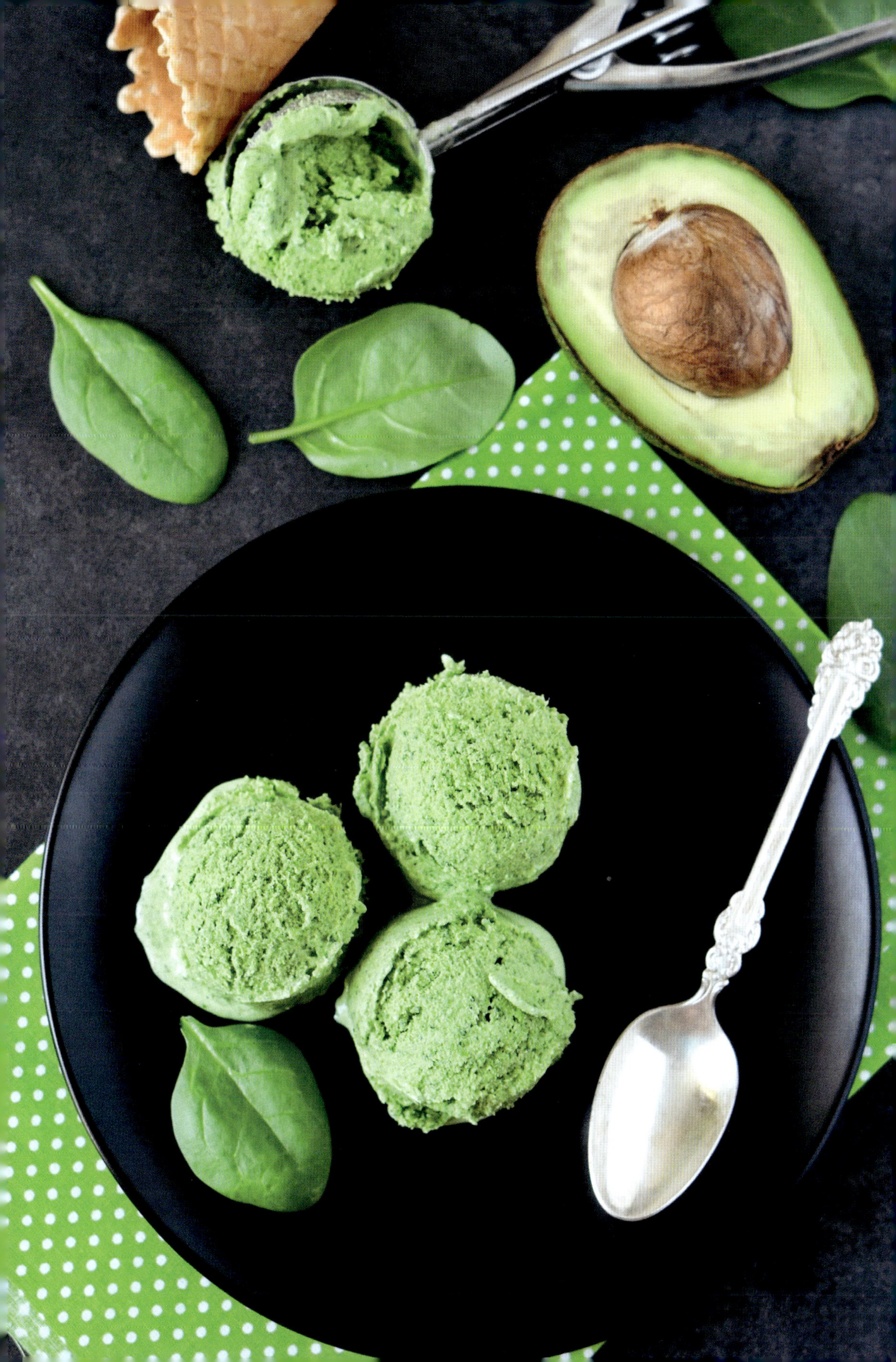

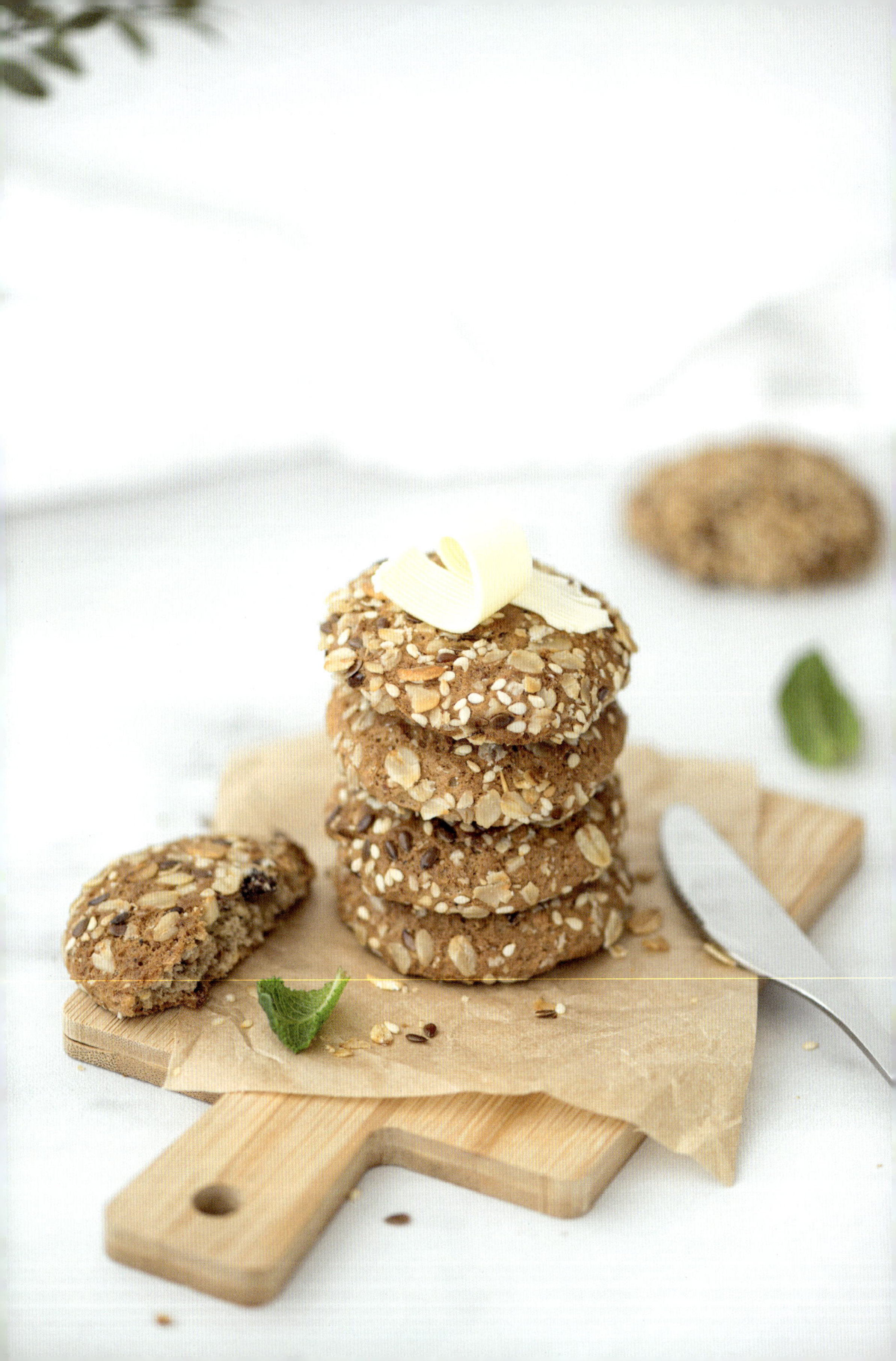

Amaranth-Kekse ohne Mehl

Ergibt ca. 6 Stück,
Zubereitungszeit:
35 Minuten

Zutaten

- 50 g Butter
- 30 g Xylit
- 1 Prise Salz
- 1 EL flüssiger Honig
- 1 gestr. TL gemahlener Zimt
- 30 g Datteln
- 30 g Mandelblättchen
- 30 g Sonnenblumenkerne
- 30 g 5-Kornflocken
- 20 g gepuffter Amaranth
- 20 g Sultaninen

Zubereitung

1. Den Backofen auf 200 °C Ober-/Unterhitze vorheizen. Ein Backblech mit Backpapier auslegen.
2. Butter, Xylit und Salz schaumig schlagen. Den Honig und den Zimt unterrühren. Die Datteln hacken. Datteln, Mandeln, Sonnenblumenkerne, Flocken, Amaranth und Sultaninen dazugeben und unterkneten.
3. Aus der Masse mit einem Esslöffel Häufchen auf das Backblech setzen. Dabei etwas Abstand lassen, da die Cookies ein wenig auseinanderlaufen. Im Ofen auf der mittleren Schiene etwa 10 Minuten backen.
4. Herausnehmen und auf einem Kuchengitter abkühlen lassen.

Nährwerte pro Stück:
212 kcal, 3,7 g Eiweiß, 11,3 g Fett, 22,8 g Kohlenhydrate

Topfenkuchen ohne Boden

Für 1 Kuchen (ergibt 8 Stücke), Zubereitungszeit: 80 Minuten

Zutaten

- 3 Eier (Größe M)
- 110 g weiche Butter oder Margarine
- 150 g Erythrit
- 1 Päckchen Vanillinzucker
- 500 g Magerquark
- 1 Prise Salz
- geriebene Schale von ½ Bio Zitrone
- 1 EL Zitronensaft
- 1 Pck. Puddingpulver Vanille
- 1 EL Hartweizengrieß
- 1 TL Backpulver
- 50 g Erdbeeren
- einige Minzeblättchen für die Deko

- Außerdem: Springform (20 cm ø)

Zubereitung

1. Den Backofen auf 180 °C Ober-/Unterhitze vorheizen. Die Eier trennen. 100 g Butter oder Margarine, Erythrit, Vanillinzucker und Eigelb schaumig schlagen. Quark, Salz, Zitronenschale und -saft, Puddingpulver, Grieß und Backpulver unterrühren. Das Eiweiß steif schlagen und unter die Quarkmasse heben.
2. Die Springform mit 10 g Butter oder Margarine einfetten. Die Quarkmasse hineingeben und glatt streichen. Im Backofen 45 bis 60 Minuten backen. Falls der Kuchen zu dunkel wird, zwischendurch mit Backpapier abdecken.
3. Den Kuchen herausnehmen und auf einem Kuchengitter abkühlen lassen. Dann vorsichtig aus der Form lösen und auskühlen lassen. Zum Servieren die Erdbeeren waschen, putzen und halbieren. Den Kuchen mit Erdbeeren und Minzeblättchen garnieren.

Nährwerte pro Stück:

205 kcal, 11,3 g Eiweiß, 13,6 g Fett, 8,6 g Kohlenhydrate

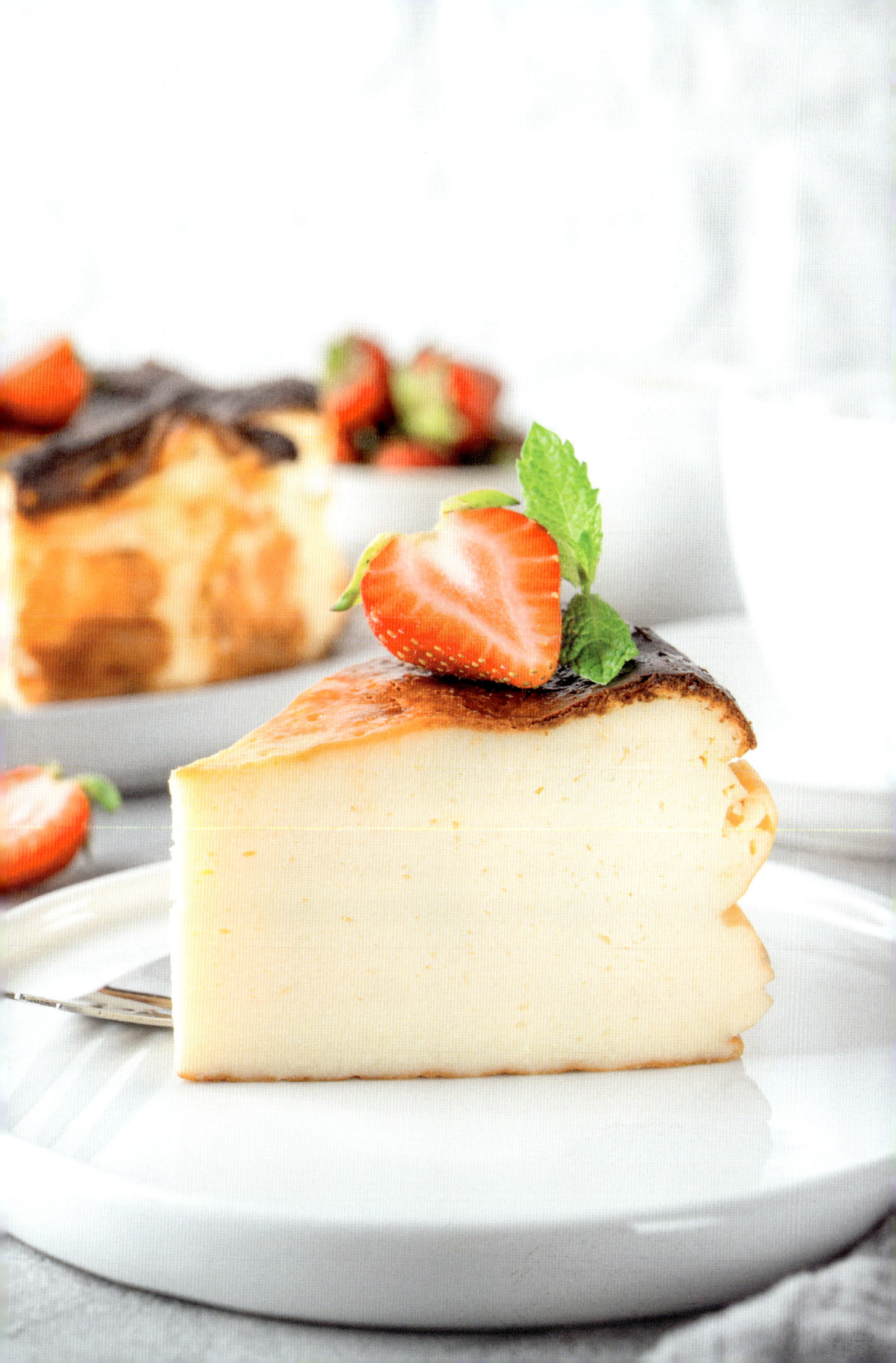

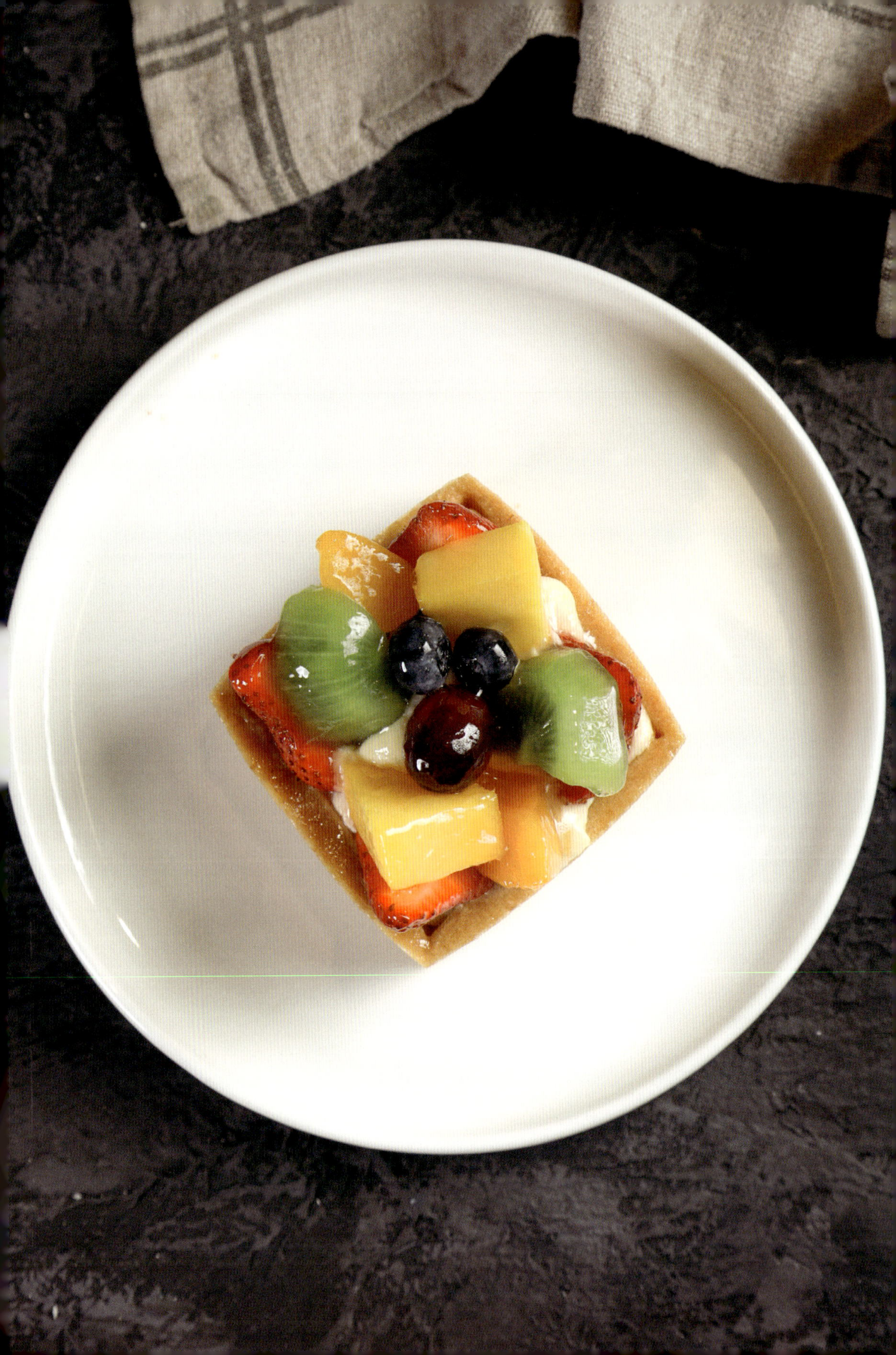

Früchte-Törtchen

Für 1 Kuchen (ergibt 6 Stücke), Zubereitungszeit (ohne Kühlzeit): 40 Minuten

Zutaten

- 50 g weiche Butter
- 20 g Kokosblütenzucker
- 500 g Joghurt (3,5 % Fett)
- Salz
- 2 Eier (Größe M)
- 100 g gemahlene Mandeln
- 100 g Mandelmehl (entölt)
- 2 TL Backpulver
- 300 g Früchte (Erdbeeren, Kiwi, Pfirsich, Blaubeeren)
- 20 g Erythrit
- ½ Pck. ungezuckerter Tortenguss klar

- Außerdem: quadratische Springform (20 x 20 cm)

Zubereitung

1. Den Backofen auf 180 °C Ober-/Unterhitze vorheizen. Den Boden der quadratischen Springform mit Backpapier auslegen.
2. Butter, Kokosblütenzucker, 50 g des Joghurts und 1 Prise Salz mit den Quirlen des Handrührgeräts etwa 5 Minuten cremig rühren. Eier einzeln unterrühren. Mandeln, Mandelmehl und Backpulver mischen, hinzufügen und verrühren.
3. Den Teig in die Form füllen, glatt streichen und auf mittlerer Schiene etwa 20 Minuten backen. Herausnehmen und auf einem Kuchengitter abkühlen lassen. Boden vorsichtig stürzen und das Backpapier abziehen. Auf eine Tortenplatte setzen und mit dem Springformrand umschließen. Auskühlen lassen.
4. Die Früchte waschen, putzen und je nach Sorte ganz lassen oder klein schneiden. Den restlichen Joghurt und 10 g des Erythrits verrühren. Den Joghurt auf den Tortenboden streichen. Die Früchte daraufgeben. Den Tortenguss mit den restlichen 10 g Erythrit und ⅓ l Wasser nach Packungsanweisung zubereiten. Den Guss auf dem Kuchen verteilen und etwa 2 Stunden kühl stellen.
5. Den Rand der Springform vorsichtig entfernen. Den Kuchen in 6 Stücke schneiden und anrichten.

Nährwerte pro Stück:
343 kcal, 18,7 g Eiweiß, 21,5 g Fett, 15,3 g Kohlenhydrate

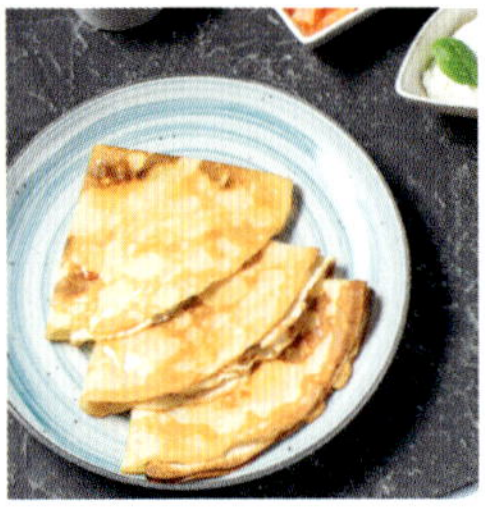

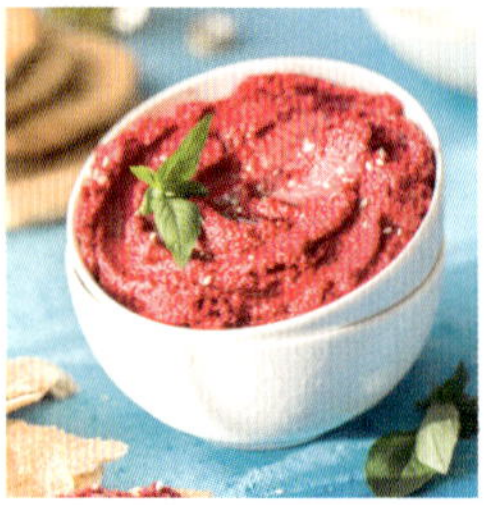

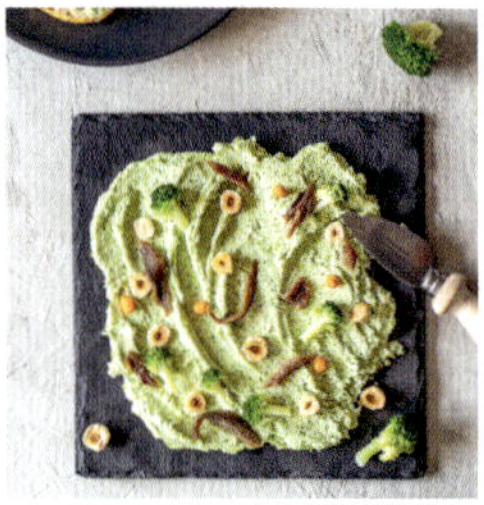

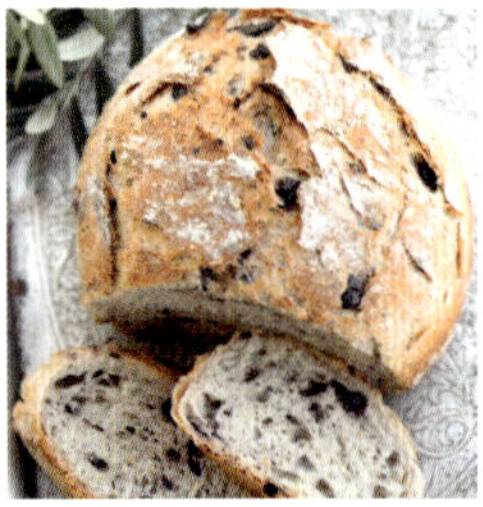

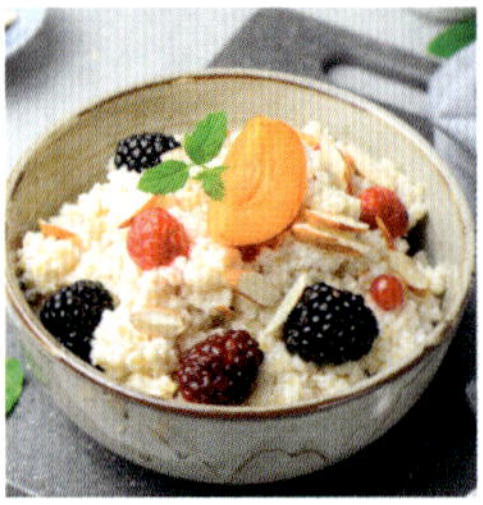

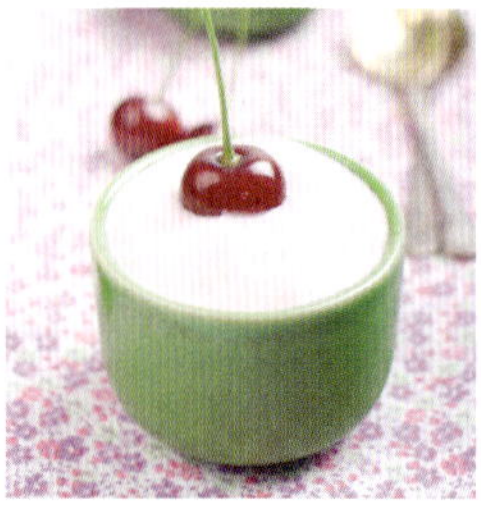

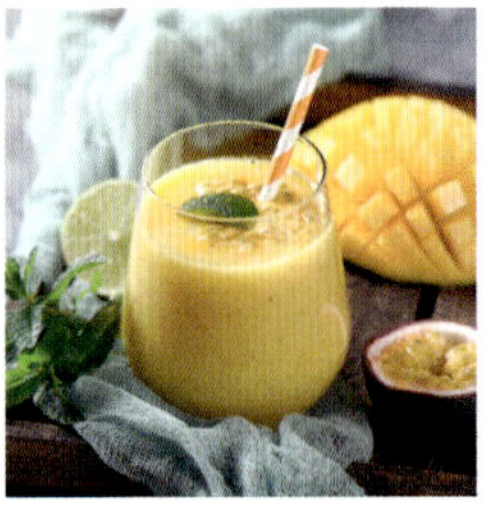

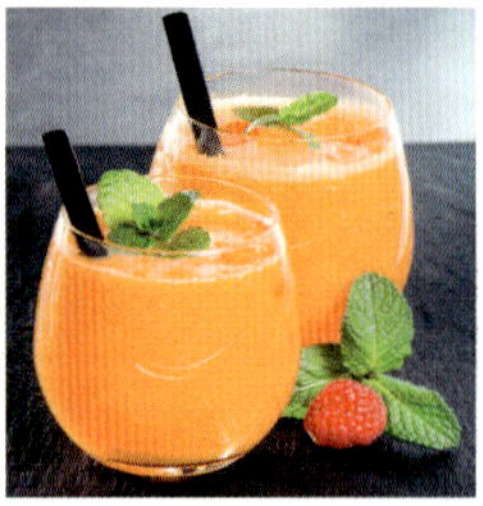

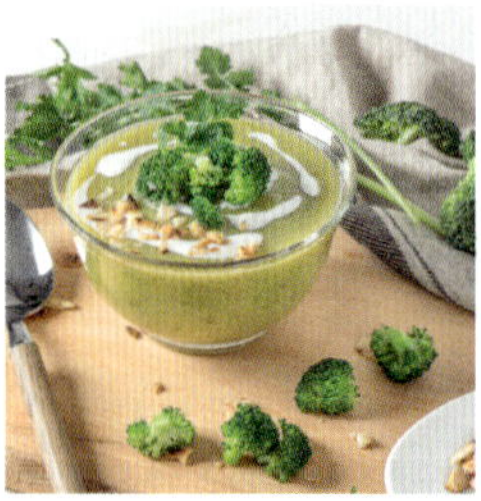

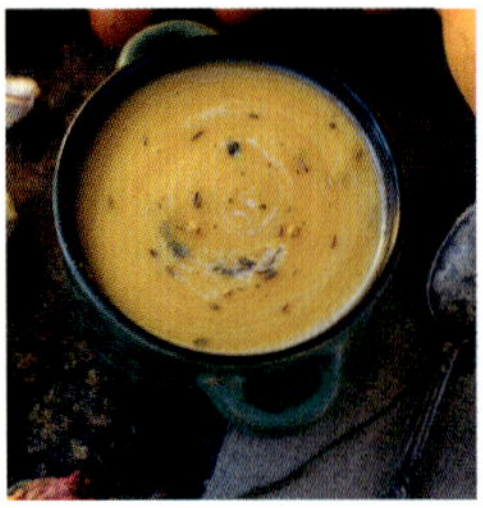

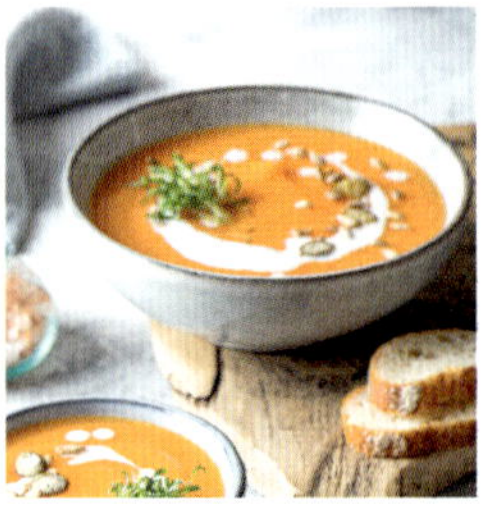

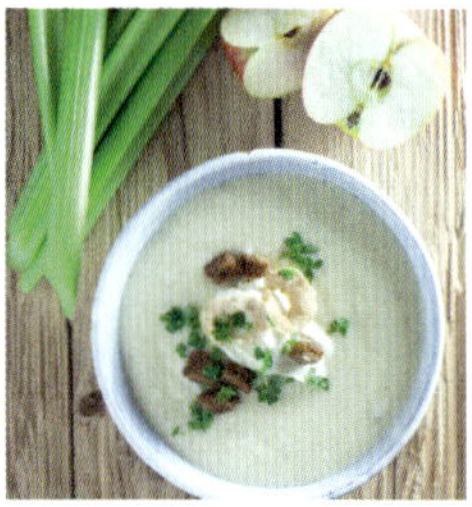

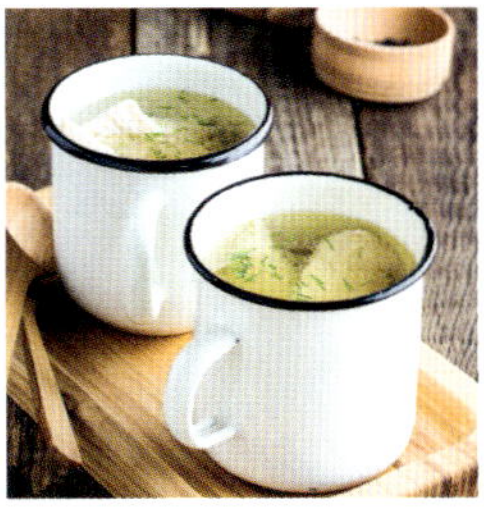

Hühner-Gemüse-Suppe
Seite 111

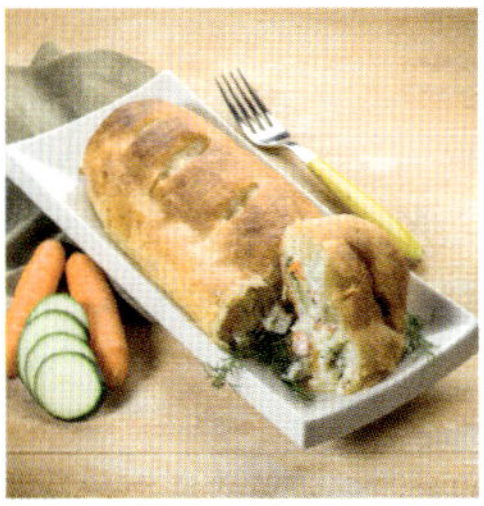

Möhrenstrudel
Seite 113

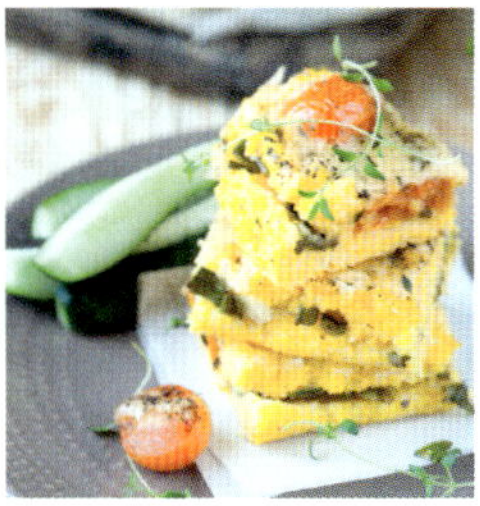

Polenta Italia
Seite 115

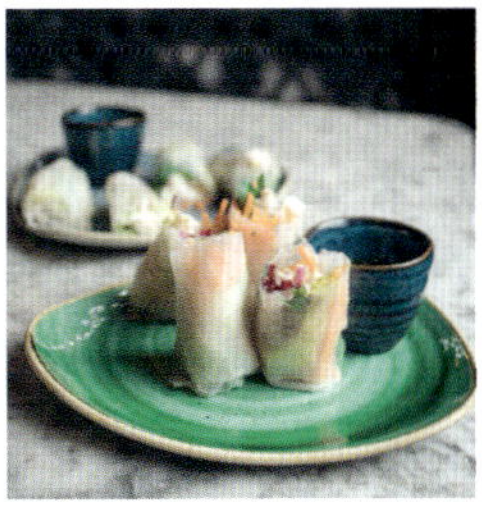

Reispapier-Wraps
Seite 116

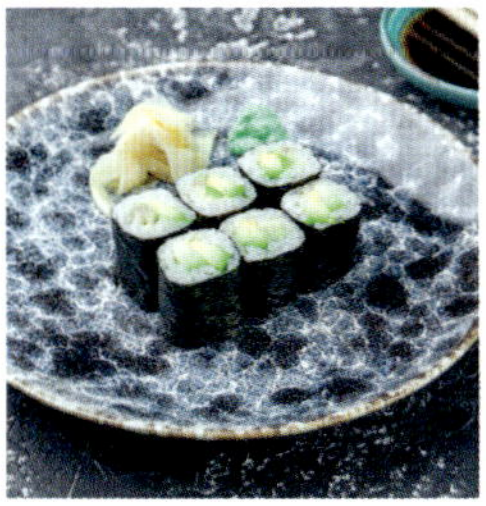

Sushi
Seite 118

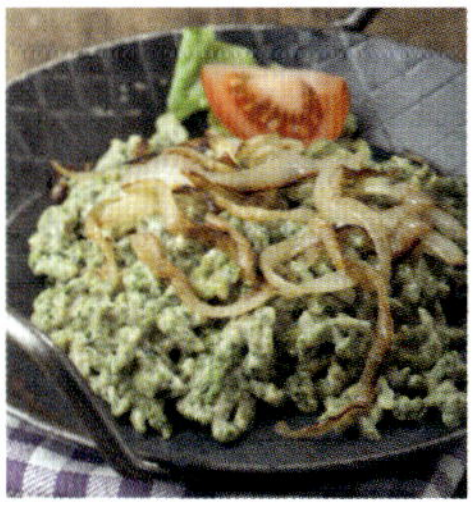

Kräuterspätzle
Seite 121

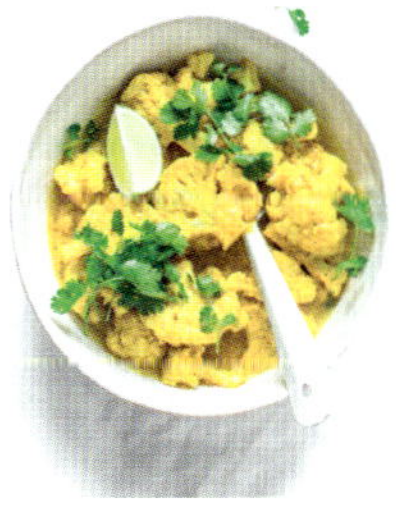

Blumenkohlcurry
Seite 122

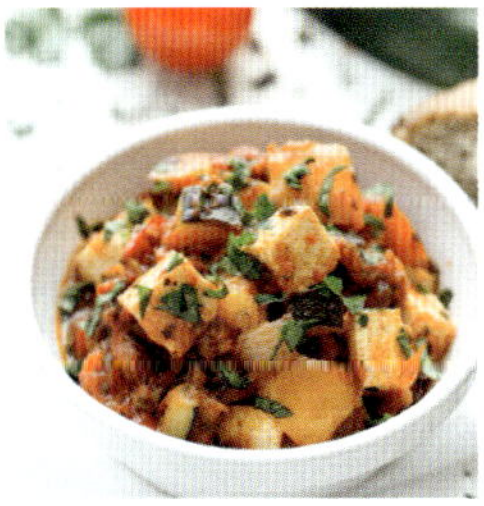

Gemüse-Linsen-Curry
mit Tofu
Seite 125

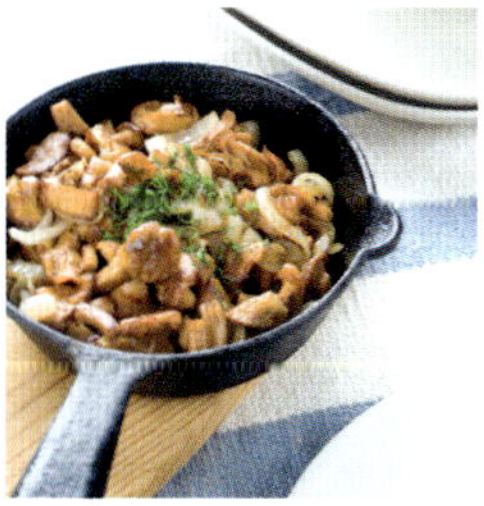

Pfifferlingspfanne
Seite 127

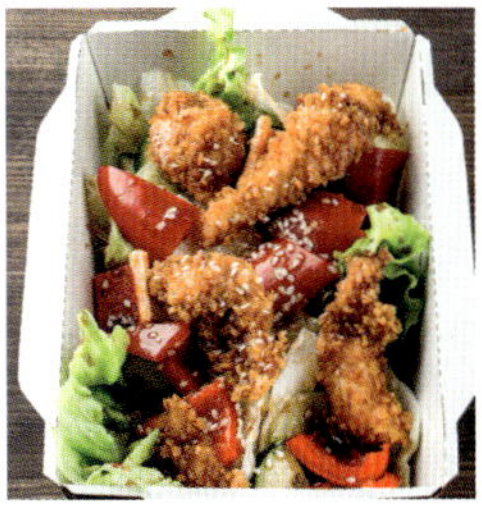

Gebackene Putennuggets
mit Salat
Seite 129

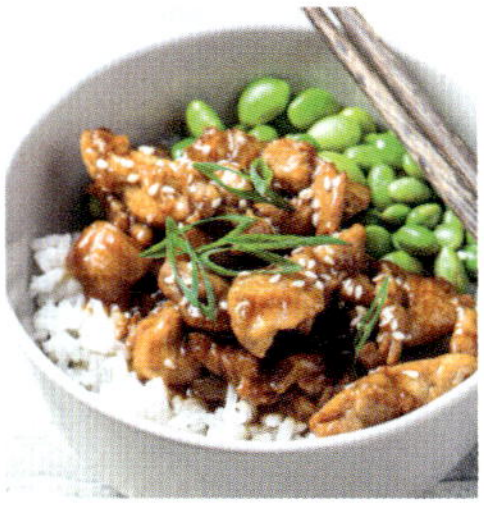

Teriyaki-Hühnchen
mit Edamame
Seite 131

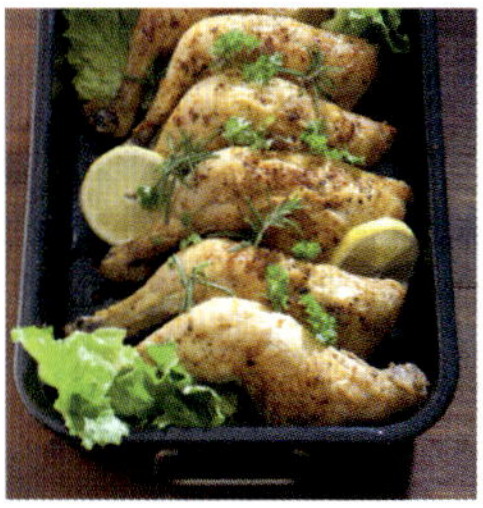

Zitronen-Hähnchenkeulen
mit Römersalat
Seite 132

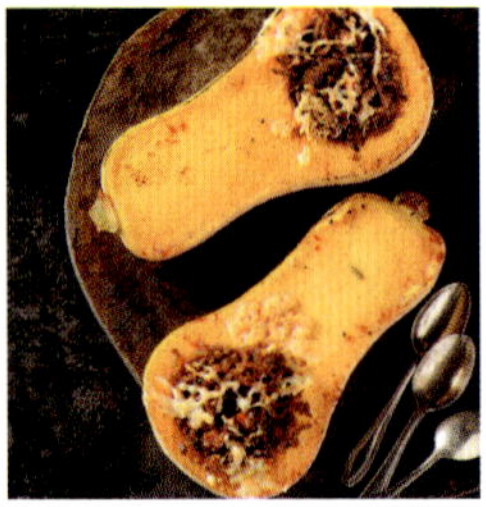

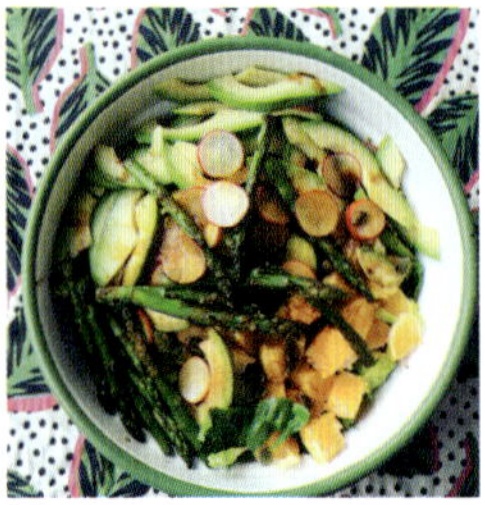

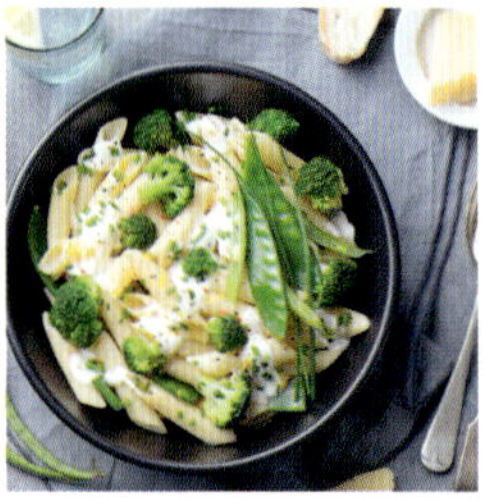

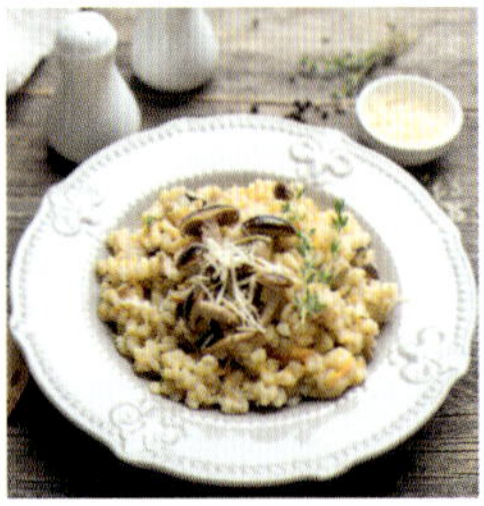

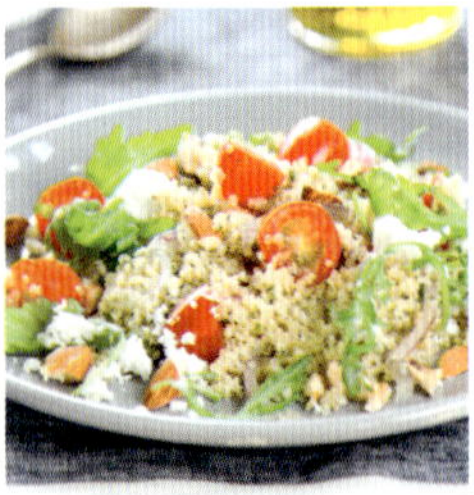

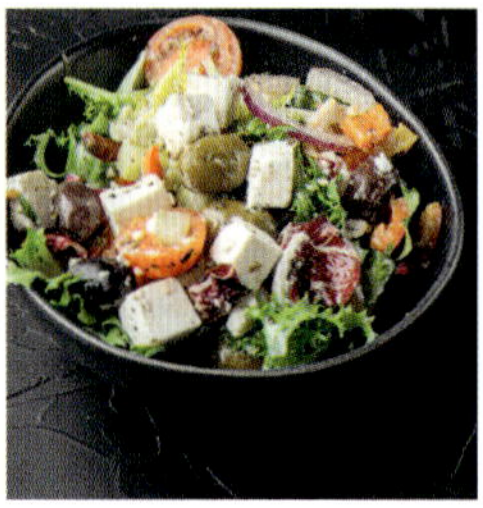

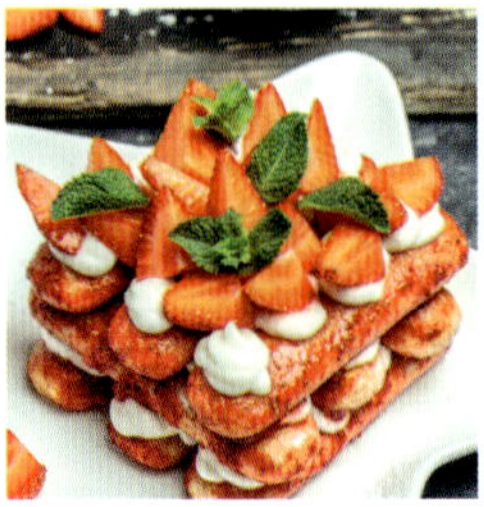

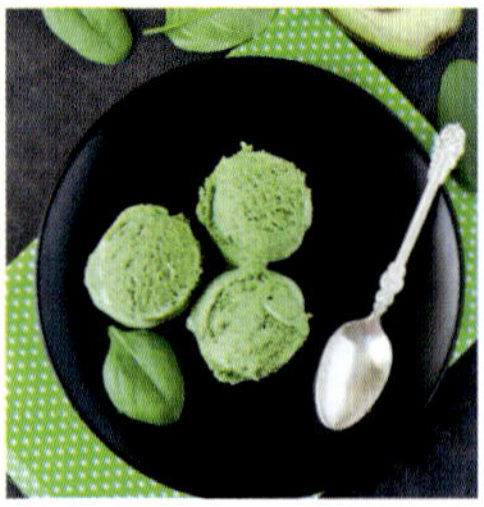

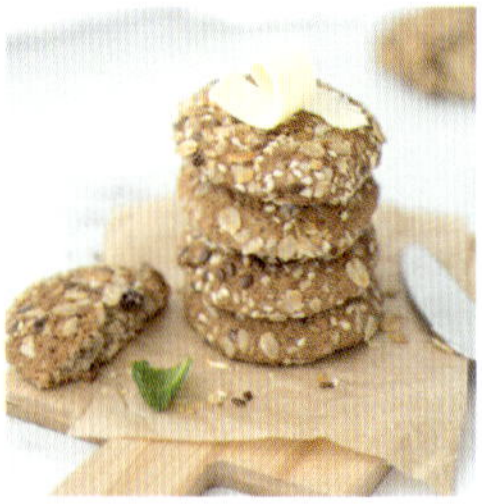

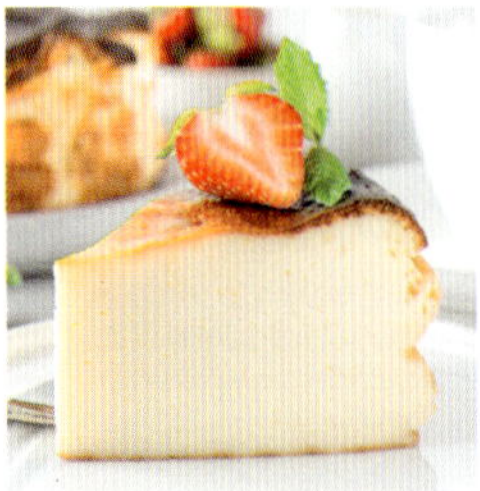

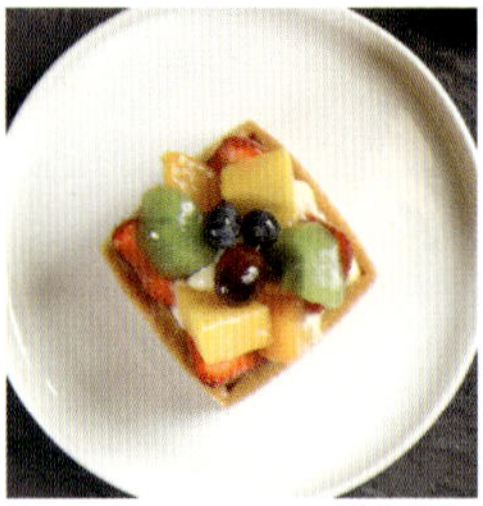

Linda Wittmark

Linda Wittmark ist Ernährungsberaterin und arbeitet seit vielen Jahren als freiberufliche Medizinjournalistin. Ihr Schwerpunkt liegt im Bereich der Ernährungsmedizin.

Die gebürtige Rheinländerin beschäftigt sich bei ihrer Arbeit mit den Auswirkungen der Ernährung auf den menschlichen Organismus. Auch die Möglichkeiten, mit einem gesunden Lebensstil Krankheiten vorzubeugen und Symptome bereits bestehender Erkrankungen zu lindern, sind ein wiederkehrendes Thema in ihren Ratgebertexten.

Wolfgang Link

Der aus TV und Medien bekannte Low Carb-Koch Wolfgang Link stammt aus dem mittelfränkischen Neuendettelsau. Nach seiner Kochausbildung in einem feinen Hotel/Gasthof und einigen weiteren Stationen in der Gastronomie verschlug es den charismatischen Koch in die Business-Gastronomie eines internationalen Automobilzulieferers, wo er heute den Catering-Service an mehreren Standorten leitet. Aufgrund seiner Liebe zum Beruf folgten verschiedene Ausbildungen, etwa zum Diätkoch, zum Küchenmeister und zum technischen Betriebswirt. Ein Meilenstein seiner beruflichen Weiterentwicklung war die Ausbildung zum LOGI-Experten.

Sein inzwischen sehr umfangreiches Betätigungsfeld reicht von Vorträgen über Kochkurse in seiner eigenen Genussschule, Kochshows, Gastro-Beratungen sowie einem eigenen YouTube-Kanal bis hin zu regelmäßigen Fernsehauftritten im Bayerischen Fernsehen. Seiner Autorenfeder entstammen mittlerweile mehr als 25 Kochbücher, wovon einige Bestseller geworden sind.

Impressum

Rechtlicher Hinweis:
Soweit in diesem Buch medizinische Empfehlungen und Dosierungen genannt werden, haben die Autoren größtmögliche Sorgfalt walten lassen. Die Informationen aus diesem Buch können dennoch keinesfalls eine ärztliche Behandlung ersetzen. Über die individuelle Therapie und den gegebenenfalls nötigen Medikamenteneinsatz kann nur in Abstimmung mit dem behandelnden Arzt entschieden werden.

Redaktion:	Schmieder-Media GmbH, Lünen
Gestaltung und Satz:	creative vision, Lünen
Fotografie:	shutterstock.com
Coverfoto:	shutterstock.com
Umschlaggestaltung:	Maria Seidel, atelier-seidel.de
	creative vision, Lünen
Druck und Bindung:	COULEURS Print & More GmbH, Köln
Printed in the EU	
ISBN:	978-3-8289-5461-8

Einkaufen im Internet: *www.orbisana.de*